基于医学影像和基因数据的肺癌辅助诊断方法研究

董云云 著

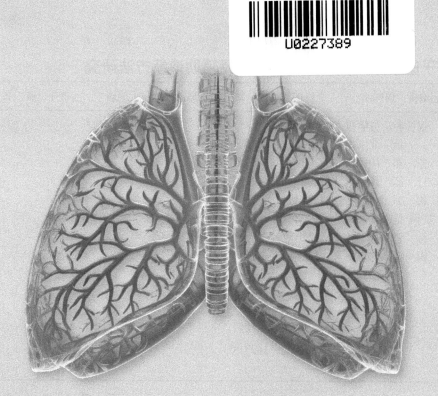

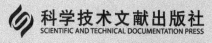
科学技术文献出版社
SCIENTIFIC AND TECHNICAL DOCUMENTATION PRESS

·北京·

图书在版编目（CIP）数据

基于医学影像和基因数据的肺癌辅助诊断方法研究 / 董云云著. —北京：科学技术文献出版社，2024.5（2025.6重印）

ISBN 978-7-5235-1427-6

Ⅰ.①基… Ⅱ.①董… Ⅲ.①肺癌—诊断—研究 Ⅳ.① R734.204

中国国家版本馆 CIP 数据核字（2024）第 110090 号

基于医学影像和基因数据的肺癌辅助诊断方法研究

策划编辑：周国臻　　责任编辑：王 培　　责任校对：王瑞瑞　　责任出版：张志平

出　版　者	科学技术文献出版社	
地　　　址	北京市复兴路15号　　邮编 100038	
编　务　部	(010) 58882938，58882087（传真）	
发　行　部	(010) 58882868，58882870（传真）	
邮　购　部	(010) 58882873	
官方网址	www.stdp.com.cn	
发　行　者	科学技术文献出版社发行　全国各地新华书店经销	
印　刷　者	北京虎彩文化传播有限公司	
版　　　次	2024 年 5 月第 1 版　2025 年 6 月第 2 次印刷	
开　　　本	710×1000　1/16	
字　　　数	151千	
印　　　张	9　彩插6面	
书　　　号	ISBN 978-7-5235-1427-6	
定　　　价	42.00元	

前　言

当今世界，肺癌成了最为常见且致命的恶性肿瘤，发病率和死亡率均居高不下。然而，随着人工智能的迅猛发展，有了更多提高患者生存率的机会。

本书旨在通过构建人工智能方法对肺癌进行辅助诊断，从而为患者提供更全面、更准确的辅助方案。其中，通过影像基因数据构建人工智能模型分析方法被认为是提高诊断效果的重要手段。在影像学上，早期肺癌主要表现为各种类型的肺结节，而疑似肺癌的疑难型肺结节往往难以准确诊断。特别是磨玻璃结节作为疑难型肺结节的代表，更是需要深入研究其辅助诊断方法。因此，本书将通过对 PET/CT 影像数据的分析，探索磨玻璃结节的辅助分割方法，以期提供更准确的分割。此外，肺癌的自动分型和分期对于实现个性化诊疗具有重要意义。本书基于对基因数据的深入分析，提出了新的机器学习算法，用于肺癌的分型和分期。这一研究成果有望为医师提供更精确的诊断结果，从而制定更有效的治疗方案，提高患者的存活率和生活质量。本书针对目前部分肺癌患者无法进行基因突变的检测等问题，开展了对肺癌 CT 影像和关键致病基因的关联分析，通过探索利用 CT 影像来预测关键致病基因突变，希望实现无创进行基因突变的预测，为肺癌的个性化治疗提供更全面的信息支持。

本书是笔者近年来从事肺癌人工智能辅助诊断方法研究的总结，通过对肺癌的 PET/CT 影像和多组学基因数据的分析及对现有的辅助诊断关键技术的研究，围绕肺癌辅助诊断的 4 个问题，从不同的角度进行了相关算法的研究和模型的构建，研究工作具有一定的理论意义和临床应用前景。

全书由6章组成，其中：第1章主要介绍肺癌研究中利用影像基因等数据进行研究的应用领域及相关概念和理论基础；第2章针对疑似肺癌的疑难型肺结节，提出基于超体素3D区域增长的疑难型肺结节分割方法；第3章针对肺癌的亚型分类问题，提出了一种多级加权的深度森林模型和基于DNA甲基化进行细粒度的肺腺癌亚型分类；第4章针对肺腺癌复杂的发病机制，以及使用单一基因数据难以获得满意的分期结果，提出了基于多组学基因数据的改进的多级加权深度森林模型IMLW-gcForest以进行分期；第5章针对基因检测过程存在侵入性、时间长、费用高等问题，提出了多通道多任务的深度学习模型MMDL，利用非小细胞肺癌的CT影像来预测 *EGFR* 和 *KRAS* 的突变；第6章为总结与展望。

本书的完成得到了太原理工大学计算机学院图像与智能实验室团队成员的大力支持，尤其是强彦教授和赵涓涓教授提出了诸多宝贵建议，在此致以诚挚的谢意。

本书所涉及的研究工作得到了国家自然科学基金面上项目（No. 61972274、No. 61872261）、国家自然科学基金青年项目（No. 62306206）、山西省重点研发项目（No. 2021020020102007）、山西省自然科学基金青年项目（No. 202203021212207）和太原理工大学校级青年基金（No. 2022QN041）等的资助，在此向相关机构表示深深的感谢。

由于笔者水平有限，书中难免存在不足之处，欢迎各位专家和广大读者批评指正。

董云云

2023 年 10 月

目　　录

第1章 绪   论

本章从肺癌的研究背景和意义出发，从肺结节分割、肺癌亚型分类、肺癌分期和肺癌影像预测基因突变 4 个方面对比国内外现状，引出本书主要研究工作，包括以下内容。

①基于 PET/CT 的超体素 3D 区域增长方法用于磨玻璃结节的分割；

②基于 DNA 甲基化的 MLW-gcForest 模型用于肺癌亚型分类；

③基于多组学基因数据的 IMLW-gcForest 模型用于肺癌的分期；

④基于 CT 影像的多通道多任务的深度学习模型用于预测肺癌 *EGFR/KRAS* 突变。

本书旨在通过对肺癌医学影像和多组学基因数据的计算机辅助诊断关键技术进行研究，探索构建新型、高效且准确的肺癌肿瘤分割、分型、分期及基因突变预测等人工智能模型。

1.1 研究背景和意义

肺癌是世界范围内发病率和死亡率最高的恶性肿瘤之一[1]。根据世界卫生组织的调查结果显示，世界范围内每年因患肺癌死亡的病例数不低于 160 万例[2]。早期肺癌的诊断较为困难，约 75% 的患者在确诊时已处于中晚期，使得许多患者丧失了宝贵的治疗时间，因此肺癌患者总体存活率超过 5 年的概率不足 5%。调查结果显示，处于 Ⅰ 期的肺癌患者的总体存活率接近 80%，Ⅱ 期患者的总体存活率接近 70%，Ⅲ ~ Ⅳ 期的总体存活率为 20% ~ 40%[3]。因此，对早期肺癌的精确诊断显得尤为重要。

早期肺癌在影像上的主要呈现形式是各种类型的肺结节。按照结节的实性程度差异，可以将其分为三类：实性结节、非实性结节、亚实性结节。实性结节一般边缘线条明显、呈现比较规则的形态，内部较为紧凑；非实性结节一般边缘线条不明显、呈现不规则的形状；亚实性结节通常边缘线条不太清晰、形状不太规则。在临床诊断中，放射科医师通过阅读采集的影像信息来给出结节辅助诊断意见。在此过程中，由于不同类型的肺结节的特性差异，导致对其进行精准诊断和分割尤为困难。此外，由于影像数据的数量比较庞大，诊断医师在繁重的阅片过程中容易出现误诊，并且医师的临床经验是否丰富也会影响最终的诊断结果。若能采用计算机辅助其诊断和分割，会在很大程度上减轻医师的工作量，为后续的诊断提供重要支持。

除对肺结节进行辅助分割，精确地对肺癌进行亚型的鉴定也是辅助诊断中的主要环节，不同亚型的肺癌的诊疗手段通常存在很大的差异，分型研究为肺癌患者的精准治疗提供重要支持。肺癌通常包括非小细胞性肺癌（Non-Small Cell Lung Cancer，NSCLC）和小细胞性肺癌（Small Cell Lung Cancer，SCLC）[4]。其中，NSCLC 在患者中占比约为85%，又可被细分为3 种亚型：肺腺癌（Lung Adenocarcinoma，LUAD）、肺鳞癌（Lung Squamous Cell Carcinoma，LUSC）和大细胞癌（Large Cell Carcinoma，LCC）。在临床中，诊断医师需要确定每个肺癌患者的亚型，为后续的治疗提供相应的依据。若能通过构建机器学习等计算机辅助模型为肺癌患者提供精准分型，将为个性化辅助医疗提供必要支持。

肺癌的预后效果因诊断时所处的分期不同而产生较大的差异，大约有15% 的肺癌患者直到晚期才被诊断出来，影响了患者的生存率。因此，准确地预测肺癌患者的病理分期同样至关重要，这不仅有利于制定有效的药物治疗方案，而且有利于患者的预后。肺癌的分期通常按照如下方式进行定义：Ⅰ期代表肿瘤区域仅在肺部，没有扩散；Ⅱ期代表肿瘤扩散到肺部附近的淋巴结上，此时可以进行外科切除；Ⅲ期代表肺癌扩散到肺部、淋巴结及胸腔中部，此时外科医生很难将肿瘤区域完全切除；Ⅳ期代表肺癌的最高级别，标志着肿瘤已经开始通过血液扩散到各个部位，如肝脏、脑部等[5]。若能利用医学数据来构建机器学习等人工智能辅助诊断模型，进行肺癌的精准分期，同样可以提供临床参考价值。

早期肺癌患者通常以手术的方式进行治疗，而中晚期的肺癌患者通常以放疗、化疗结合靶向治疗的方式进行治疗，在靶向治疗前需进行基因突变的检测。内窥镜或细针穿刺是基因突变检测的常用的方法，但是部分患者可能由于某些指标过低而无法进行此种侵入性的检测。此外，基因突变检测过程存在周期长、费用高、不容易长期监测等问题，因此，探索构建替代性且非侵入的辅助诊断模型来进行基因突变的预测具有重要的临床意义。

肺癌前期的辅助诊断通常从影像学的角度展开。常用的影像学成像方法主要有电子计算机断层扫描（Computed Tomography，CT）、正电子发射断层扫描（Positron Emission Tomography，PET）[6]。CT 的原理来自人体内部各个部位在面对 X 射线照射时表现出的不同穿透能力，利用 X 射线探测身体的疑似病变部位，从而可以提供详细的解剖学信息。这种机制能够把光信号映射成电信号，之后映射成数字信号，最后将数字信息转换为像素，从而形成断面或立体的图像，达到对病变区域进行精准定位、检测相关病变信息的目的，产生的图像通常具有较高的空间分辨率。因此，在 CT 图像中肿瘤与其他组织之间有较为明确的分界线。PET 成像技术首先向患者体内注入正电子示踪剂 18F-fluorodeoxyglucose（FDG），利用 PET 追踪检测技术进行扫描，获得人体的功能和代谢信息，根据病变和健康部位的代谢差异来准确定位病变区域，并根据病变部位的代谢水平来判断病变的严重程度。此种机制仅需进行一次全身筛查就能够得到所有组织部位的图像，但通过该成像方式获得的图像一般会存在分辨率不高的情况，病变组织及其边界清晰度较低。近年来，PET/CT 技术将 PET 对人体的功能代谢成像和 CT 的解剖结构成像两种技术进行融合。该成像方法既能通过 PET 技术提供的可供患者代谢的正电子来扫描获取病变部位的病理信息图像，又能通过 CT 技术对微小的病变部位进行灵敏、准确定位，形成清晰的图像，通过将两者进行结合可以对肺癌患者的病变部位及其相应特征等进行全方位的检测。

PET/CT 影像数据具有较强的肿瘤表征能力，通过对其进行分析，可以提供较为全面的肿瘤视图及肿瘤内部解剖学病变信息，提供病变区域的非侵入性度量。虽然影像信息为肺癌的诊断提供了巨大的支持，但是缺乏对肺癌潜在的生物和分子机制的解释。肺癌和大多数癌症类似，其发生和发展往往伴随着多种基因、蛋白结构功能异常，是一种多因素参与的发展过程，肺癌的复杂性通过遗传基因的变化表现为不同亚型和不同分期的肿瘤异质性。在此背景下，通过对多组学基因数据展开研究，从分子水平上认识影响肺癌的关键致病基因，为肺癌的精准诊断奠定基础。美国国立卫生研究院于 2005 年开启了癌症基因组图谱（The Cancer Genome Atlas，TCGA）项目，逐步建立癌症基因的综合数据库，利用创新的基因数据分析技术加速对癌症基因组学的全面理解，加快改善癌症的诊断方法、治疗方法和预防策略[7]。目前，TCGA 已经收集了超过 30 种不同类型癌症的11 000 多名患者的信息，形成了一个全面的基因数据库，其中包括基因表达、DNA 甲基化、拷贝数变异、基因突变等类型的数据，同时也包含患者病历信息，如个人信息、临床分期、治疗进展和生存期状况等临床数据。按数据水平可以将其分为四级：Ⅰ级为原始数据，Ⅱ级为已处理数据，Ⅲ级为单样本数据，Ⅳ级为汇总数据。Ⅲ级和Ⅳ级数据可以从公开数据库中免费获取，但是要访问Ⅰ级和Ⅱ级数据，必须获得特定权限。在获得患者的基因数据之后，构建先进的机器学习模型以确定肺癌的亚型和分期信息，辅助医师制定个性化治疗方案，为早期治疗提供线索以优化临床治疗策略，从而能够有效促进靶向治疗，提高患者的预后生存期。

本书旨在通过对肺癌医学影像和多组学基因数据的计算机辅助诊断关键技术进行研究，探索构建新型、高效且准确的肺癌肿瘤分割、分型、分期及基因突变预测等人工智能模型，从而为肺癌的辅助诊断提供关键性的技术支持。

1.2   国内外研究现状

影像、基因数据在肺癌早期诊断、亚型分类、分期、靶向治疗等方面起到重要作用，随着医学设备、影像技术、生物信息学的迅速发展，研究者在基于影像和基因数据的肺癌计算机辅助诊断关键技术领域提出了一系列概念方法与理论模型，常规的处理流程如图 1-1 所示。

首先是影像、基因数据的采集，通常包括结构影像、功能影像、分子影像、基因病理等；其次进行特征提取，通常包括低维特征（肿瘤强度特征）、高维特征（纹理特征）、视觉特征（肿瘤形状特征）、复杂特征［生物信息学特征、DNA 甲基化、核糖核酸（Ribonucleic Acid，RNA）、拷贝数变异（Copy Number Variation，CNV）、其他特征（临床特征）］等；最后进行诊疗决策，如肿瘤分型、肿瘤分期、预后分期、诊疗方案、疗效评估等，最终达到辅助诊断、提高早诊率、延长患者存活时间等目

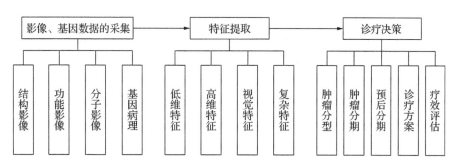

图 1-1 影像、基因数据的常规处理流程

的。因此，本节围绕目前国内外利用医学影像、基因数据对肺癌辅助诊断领域的研究进行介绍。

1.2.1 肺结节分割

医学图像分割是指将病灶区域从背景中提取出来的过程，是医学图像处理领域的关键步骤，其处理结果直接关系到后续病灶特征提取的准确率，为病变区域的诊断提供重要的依据。肺结节分割是肺癌辅助诊断中的重要环节，是后续特征提取和良恶性分类的基础。肺结节分割主要是从肺实质中分割出可疑病变区域，目前常见的肺结节分割方法有以下几种：基于阈值的分割算法、基于区域增长算法、基于聚类的算法、基于超像素的分割算法等。

基于阈值的分割是最常用的图像分割理论之一，该方法具有计算耗费资源少、计算效率高的特点，主要用于分割目标区域和与背景区域灰度级相差较大的图像。对于阈值分割算法而言，阈值的选择和设定至关重要[8-9]。Choi 等[10]使用阈值和形态信息确定初始候选结节，证明了阈值分割算法在数据预处理阶段的重要作用。Narayanan 等[11]使用基于强度的阈值结合形态学处理方法实现了同时检测和分割候选结节。Aresta 等[12]开发了一种基于 Otsu 阈值的结节分割模型。阈值分割算法受阈值设定的影响，但由于像素对噪声和强度不均匀比较敏感，因此最优阈值的选择通常比较困难。

基于区域增长算法是一种利用图像局部空间信息，从选取的种子点开始，按照特定的增长规则，将像素点相似性聚类到种子点区域的图像分割方法[13-17]。Suárez-Cuenca 等[13]提出一种 3D 区域增长算法，从 3D 肺结节切片中分割结节区域。De Nuzio 等[17]提出了一种 3D 肺分割算法，将简单阈值 3D 区域增长应用于 CT 图像。

基于聚类的算法是通过执行特定的准则函数找到像素的分组，通过迭代聚类得到最终分割结果。常用的聚类算法有 K 均值算法[18]，模糊 C 均值（Fuzzy C-Means，FCM）[19]等，已应用于医学图像分割。Nithila 等[20]提出一种基于区域的活动轮廓模型和 FCM 聚类用于肺结节的分割。Liu 等[21]提出改进的自适应 FCM 的快速弱监督肺结节分割方法。基于聚类的算法能够实现较为精确的分割，但是参数的初始化对分割结果具有很大的影响。

基于超像素的分割算法在图像分割领域逐渐得到应用[22]，其主要优势体现在有助于图像局部特征的提取，降低图像处理的复杂性。目前常用的超像素分割算法中，典型的有分水岭 Watersheds 方法[23]、基于核密度梯度估计的迭代式搜索算法 Mean Shift[24]及基于颜色相似度和空间距离关系的简单线性迭代聚类算法（Simple Linear Iterative Clustering，SLIC）[25]。Liu 等[26]提出了一种基于归一化欧式距离的超像素分割算法来处理医学图像的不确定性和复杂性。Zhang 等[27]提出基于超像素的序列肺结节图像分割方法。超像素分割算法受到超像素数量、紧密度的制约，在对比度较低的图像中很难取得较高的准确率。

表 1-1 列出了部分肺结节分割的文献。研究大多是针对固体结节的，针对非固体结节的分割尚未大规模地展开，但是非固体结节中的磨玻璃结节存在恶性度高、分割困难等问题，若能利用计算机辅助其进行分割，则可以在很大程度上减免医师的工作量，以期为肺癌早期研究提供方法支撑。

表 1-1　肺结节分割

文献	年份	分割方法	肺结节类型	样本数/例	分割性能
Farahani 等[28]	2018	模糊 c 均值聚类	所有类型	120	$Accuracy = 0.97$
Zhang 等[29]	2018	阈值	所有类型	168	$Sensitivity = 0.89$

续表

文献	年份	分割方法	肺结节类型	样本数/例	分割性能
Naqi 等[30]	2018	边缘检测	所有类型	1018	$Accuracy = 0.99$
Narayanan 等[31]	2017	基于强度的阈值	所有类型	173	$Specificity = 0.88$
Aresta 等[32]	2017	OTSU 阈值	胸膜牵拉型肺结节	1012	$Sensitivity = 0.57$
Jiang 等[33]	2017	CNN，OTSU 阈值	所有类型	1018	$Sensitivity = 0.80$
Liu 等[34]	2017	空间模糊 C 均值	所有类型	978	$Accuracy = 0.93$
Dhara 等[35]	2016	阈值	所有类型	891	$Specificity = 0.86$
Gong 等[36]	2016	阈值	所有类型	302	$Sensitivity = 0.84$
Mehre 等[37]	2016	阈值方法	所有类型	97	$Sensitivity = 0.93$
Firmino 等[38]	2016	超像素	所有类型	1010	$Accuracy = 0.97$
Nithila 等[39]	2016	模糊 C 均值聚类	孤立型肺结节	246	$Accuracy = 0.98$
Javaid 等[18]	2016	K 均值聚类	所有类型	133	$Accuracy = 0.96$
Filho 等[40]	2016	阈值和区域增长	所有类型	1018	$Accuracy = 0.94$
Manikandan 等[41]	2016	模糊自动种子聚类	所有类型	106	$Accuracy = 0.94$
Krishnamurthy 等[42]	2016	形态区域增长	所有类型	25	$Sensitivity = 0.88$
Wang 等[43]	2015	自适应模糊 C 均值	所有类型	287	$Sensitivity = 0.87$
Akram 等[44]	2015	多阈值	所有类型	47	$Sensitivity = 0.96$
Jacobs 等[45]	2014	阈值	磨玻璃型肺结节	209	$Sensitivity = 0.80$
Cascio 等[46]	2011	区域增长	所有类型	84	$Sensitivity = 0.88$

1.2.2　肺癌亚型分类

　　肺癌主要可以分为两种组织学亚型：非小细胞性肺癌（NSCLC）（约占 85%）和小细胞性肺癌（SCLC）（约占 15%）[47]。NSCLC 进一步可以分为肺腺癌（LUAD）、肺鳞癌（LUSC）和大细胞癌（LCC）。肺鳞癌（LUSC）和肺腺癌（LUAD）是肺癌的主要实体瘤亚型，具有不同的特征。①源于不同的肺组织部位：通常肺腺癌源于肺周围组织，肺鳞癌源于肺气道内部扁平细胞的恶性转化；②具有不同的基因特征：肺腺癌中表皮生长因子受体（Epidermal Growth Factor Receptor，*EGFR*）具有很高的突变概率，肺鳞癌中 *TP53* 基因具有较高的突变概率；③具有不同的流行病学特征：肺腺癌通常出现在不抽烟的女性中。

近年来，癌症基因组图谱（TCGA）为癌症亚型分类的研究奠定了基础。研究者采用机器学习算法对多种癌症进行了亚型分类。Xiao 等[48]开发了一种整合 5 种不同的机器学习算法的亚型分类模型，利用 RNA 数据集识别肺腺癌、胃腺癌和乳腺浸润癌的亚型。Liao 等[49]采用随机森林（Random Forest，RF）方法，从 TCGA 中的 RNA 数据中提取了 isomiR 读数的 5 个特征，对多种癌症进行亚型分类。Flynn 等[50]基于 mRNA 数据采用融合的机器学习算法对 TCGA 中的 11 种癌症进行亚型分类。Telonis 等[51]评估了 isomiRs 的分类能力，利用 SVM 构建癌症亚型分类模型。Guo 等[52]提出了级联深度森林模型，通过基因表达数据以识别癌症亚型。Pan 等[53]通过多种机器学习算法，研究了 RNA 在 TCGA 中的 8 种主要癌症类型中的表达模式，提取出的区分性 RNA 对于鉴定不同类型的癌症样本具有重要意义。

在对肺癌的亚型分类的探索中，Sherafatian 等[54]采用机器学习中的决策树（Decision Tree，DT）算法，提取 miRNA 中的生物学标志物，对肺腺癌和肺鳞癌进行亚型分类。Cai 等[55]采用机器学习算法对肺鳞癌、肺腺癌及大细胞癌进行分类，并提取到 16 种 DNA 甲基化标志物。Podolsky 等[56]评估了利用基因表达数据使用机器学习算法在分类肺癌中的有效性，运用 K 近邻算法（K-NearestNeighbor，KNN）、朴素贝叶斯分类器、支持向量机（Support Vector Machine，SVM）和 C4.5 决策树进行肺癌亚型分类。Zhu 等[57]提取影像组学特征，建立 LASSO 回归模型对肺癌亚型进行分类。Yu 等[58]基于 TCGA 和斯坦福组织微阵列数据库，使用正则化机器学习算法选择重要的定量图像特征，将患者分类为肺腺癌和肺鳞癌。Wu 等[59]采用机器学习算法，探索影像组学特征对肺腺癌和肺鳞癌的分类性能的影响。Wang 等[60]基于 DNA 甲基化，探索无监督深度学习方法中的自动编码器在肺癌亚型分类方面的应用。除了采用常用的基因表达、DNA甲基化等数据进行亚型分类外，Coudray 等[61]还采用 TCGA 中的肺癌病理学图像来对 LUAD 和 LUSC 进行分类，实验结果表明深度学习模型可以辅助病理学家对肺癌亚型进行分类或检测基因突变。

　　机器学习在肺癌亚型分类中的部分应用如表 1-2 所示，研究中大多数采用 TCGA 数据集，除了专门针对肺癌的亚型分类之外，一些研究也开展对多种癌症的亚型分类。TCGA 数据集为动态更新的数据集，研究所用的数据集分别采集自不同的时间点，所以，所用数据样本并不相同。多数研究工作采用基因表达数据进行分类，其他基因数据如 DNA 甲基化等尚未在亚型分类的研究中展开，能否通过机器学习等辅助方法进行肺癌亚型分类，仍然是一项很有挑战性的任务。因此，本章探索一种新的机器学习模型，研究基因表达数据以外的其他基因数据在亚型分类中的应用。

表 1-2　机器学习在肺癌亚型分类中的部分应用

文献	年份	方法	癌症类型	数据集	样本数/例	数据类型	分类性能
Khalifa 等[62]	2020	深度学习	肺腺癌	TCGA	162	RNA	$Accuracy_{LUAD}=0.85$ $Accuracy_{LUSC}=0.98$
Pan 等[53]	2019	支持向量机	肺腺癌	TCGA	559	RNA	$Accuracy_{LUAD}=0.88$ $Accuracy_{LUSC}=0.81$
Liao 等[49]	2018	随机森林	多种癌症	TCGA	296	RNA	$Accuracy=0.91$
Xiao 等[48]	2018	深度学习	肺腺癌	TCGA	162	RNA	$Accuracy=0.97$
Coudray 等[61]	2018	深度学习	肺癌	TCGA	1634	病理图像	$AUC=0.97$
Flynn 等[50]	2018	支持向量机 K近邻算法 随机森林	多种癌症	TCGA	10 446	mRNA	$Sensitivity=0.88$ $Specificity=0.95$
Guo 等[52]	2017	深度森林	肺癌	TCGA	953	基因表达	$Accuracy=0.87$

文献	年份	方法	癌症类型	数据集	样本数/例	数据类型	分类性能
Podolsky 等[56]	2016	支持向量机 K 近邻算法 决策树 朴素贝叶斯	肺癌	多中心数据	519	基因表达	AUC = 0.92
Telonis 等[51]	2016	支持向量机	多种癌症	TCGA	10 271	isomiRs	*Sensitivity* = 0.93
Yuan 等[63]	2016	深度学习	多种癌症	TCGA	3122	DNA	*Accuracy* = 0.60
Hou 等[64]	2016	深度学习	肺癌	TCGA	316	病理图像	*Accuracy* = 0.80

1.2.3　肺癌分期

美国癌症联合委员会（American Joint Committee on Cancer，AJCC）制定了癌症分期标准，即肿瘤—淋巴结—转移（Tumor Node Metastasis，TNM）[65]。研究者采用机器学习算法来进行肺癌的分期。Li 等[66]提出了一种结合随机森林和支持向量机的肺腺癌分期方法。Bergquist 等[67]通过组合机器学习算法来对肺癌的早期（分期 I ~ Ⅲ）和晚期（分期Ⅳ）阶段进行分类。何兰等[68]结合机器学习算法并利用影像和基因来对 NSCLC 患者进行癌症分期。Chen 等[69]通过影像组学方法分析 NSCLC 患者的术前 CT 图像，采用最小冗余最大相关算法进行特征选择，构建逻辑回归（Logistic Regression，LR）模型，对 NSCLC 患者肿瘤的分化等级进行预测。

表 1-3 总结了机器学习等方法在肺癌分期中的部分应用，其中研究大多针对单种类型的癌症进行，数据集为 TCGA 或私有数据库。已有的研究大多采用传统的机器学习或者生物信息学方法，大部分采用单一基因表达数据，将其他基因数据纳入分析，以探究利用机器学习等技术对多组学基因数据进行肺癌分期的可能性，是值得进一步研究的内容。

表 1-3　肺癌分期研究

文献	年份	方法	癌症类型	数据集	样本数/例	数据类型	分期性能
Yang 等[70]	2020	支持向量机	LUAD	TCGA	470	基因表达	AUC = 0.62
Di 等[71]	2020	支持向量机	LUAD	TCGA	571	基因表达	*Accuracy* = 0.91
Chen 等[69]	2018	逻辑回归	NSCLC	私有数据库	487	CT	AUC = 0.78
张飞等[72]	2016	统计学	LUSC	TCGA	282	基因表达	*Accuracy* = 0.86

1.2.4　肺癌影像预测基因突变

表皮生长因子受体（Epidermal Growth Factor Receptor，*EGFR*）和鼠类肉瘤病毒癌基因（Kirsten Rat Sarcoma，*KRAS*）与 NSCLC 的发生、发展、侵袭和转移有关[73]。研究表明，*EGFR* 和 *KRAS* 突变在 NSCLC 的临床治疗中具有关键作用[76]。此外，基于 *EGFR* 或 *KRAS* 突变的 NSCLC 患者的基因型输出模式可以为整合靶向治疗的试验设计提供重要信息。组织活检可以提供癌症患者的详细组织结构信息[74]。但活检会增加癌症转移的风险，特别是需要重复进行活检的情况。因此，研究者开始探索非侵入性的方法来进行基因突变的预测。

近些年，研究主要采用影像组学的方法来预测基因突变。Digumarthy 等[75]的研究证明了从 CT 影像提取影像组学特征可用于预测 NSCLC 中的 *EGFR* 突变。Rizzo 等[76]探索了 NSCLC 中影像基因组学的关联，并验证了 CT 影像与 *EGFR/KRAS* 的关联性。Liu 等[77]研究了肺腺癌 CT 影像学特征与 *EGFR* 突变之间的相关性，并证明将影像学特征与临床信息相结合可以有效地提高预测 *EGFR* 突变的性能。Velazquez 等[78]研究了肺癌的成像表型与关键突变基因之间的关联，并证明将成像特征与临床模型相结合可以提高预测的准确率。Park 等[79]研究了ⅢB ~ Ⅳ期肺癌的影像学特征与 *EGFR* 突变，*KRAS* 突变和 ALK 重组之间的关系。其他几项研究[80-86]也证明了根据影像特征预测基因突变的可行性。

此外，研究者也使用机器学习或统计学方法来根据影像特征预测基因突变。Gevaert 等[87]利用机器学习算法通过提取语义信息来预测关键基因 *EGFR* 和 *KRAS* 突变，实验结果表明语义信息和 *EGFR* 突变具有统计学意义，而 *KRAS* 突变和语义信息没有统计学意义。Li 等[88]通过使用交叉验证预测 NSCLC 中的 *EGFR* 突变，提取影像学特征，建立 Logistic 回归模型来进行基因突变的预测。

尽管以上研究中的影像学、机器学习和统计方法已经被成功应用于基于影像数据来预测基因突变，但是传统的影像学方法较为复杂，从检测到分割再到特征提取和特征选择遵循严格的过程，这不仅耗时而且需要经验丰富的影像医师全面指导。此外，语义信息的提取更加依赖经验丰富的临床医师的指导，然而即使在医学领域，语义特征的选择也很困难。

近年来，深度学习以其强大的特征提取和表征能力逐渐在医学领域取得进展[89-90]。在利用医学影像预测基因突变的研究中，深度学习方法也崭露头角。Wang 等[91]提出使用 CT 影像训练深度学习模型并预测肺腺癌中的 *EGFR* 突变。该方法收集了 844 例肺腺癌患者的 CT 影像，构建了端到端的深度学习模型，利用 CT 影像训练深度学习模型来预测 *EGFR* 突变。其他研究[101]也表明，深度学习模型可以被用来识别肺癌中的基因突变。

表1-4 汇总了通过影像预测肺癌中的基因突变的部分研究，其中大多采用 CT 影像，部分研究结合了 PET 和 CT 影像。研究中采用影像组学方法的较多，但此方法需要手动勾画结节区域，提取影像组学特征，进行特征选择，构建预测模型，每一步的实施都需要医师的参与。基于影像组学的预测方法也能进行 *EGFR* 或者 *KRAS* 突变的预测。

表1-4　通过影像预测肺癌中的基因突变

文献	年份	癌症类型	样本数/例	图像类型	预测基因	方法	预测性能
AlGharras 等[92]	2020	LUAD	223	CT	*EGFR*	逻辑回归	AUC = 0.88
Nair 等[93]	2020	NSCLC	50	PET/CT	*EGFR*	机器学习	AUC_{PET} = 0.87 AUC_{CT} = 0.83
Qin 等[94]	2020	LUAD	320	PET/CT	*EGFR*	神经网络	AUC = 0.85

续表

文献	年份	癌症类型	样本数/例	图像类型	预测基因	方法	预测性能
Zhang 等[95]	2020	NSCLC	248	PET/CT	*EGFR*	影像组学	AUC = 0.87
Qiu 等[96]	2019	NSCLC	116	PET/CT	*EGFR*	影像组学	AUC = 0.88
Rizzo 等[76]	2019	NSCLC	122	CT	*EGFR、KRAS*	影像组学	AUC = 0.82
Tu 等[97]	2020	LUAD	104	CT	*EGFR*	影像组学	AUC = 0.88
Tian 等[98]	2019	NSCLC	83	CT	*EGFR*	深度学习	AUC = 0.75
Jia 等[99]	2019	NSCLC	503	CT	*EGFR*	影像组学	AUC = 0.83
Shen 等[100]	2019	LUAD	42	CT	*EGFR*	影像组学	AUC = 0.78
Wang 等[91]	2019	LUAD	844	CT	*EGFR*	深度学习	AUC = 0.81
Xiong 等[101]	2019	LUAD	158	CT	*EGFR*	深度学习	AUC = 0.84
Li 等[88]	2018	NSCLC	312	CT	*EGFR*	影像组学	AUC = 0.78
Nam 等[102]	2018	LUAD	199	CT	*EGFR*	变量分析	*Accuracy* = 0.90
Gevaert 等[87]	2017	NSCLC	186	CT	*EGFR*	机器学习	AUC = 0.89
Guan 等[103]	2017	NSCLC	85	PET/CT	*EGFR*	影像组学	AUC = 0.77
Velazquez 等[78]	2017	Lung cancer	763	CT	*EGFR*	语义信息	AUC = 0.69
Kim 等[104]	2016	NSCLC	198	CT	*EGFR、ALK*	变量分析	AUC = 0.83
Yip 等[105]	2016	NSCLC	38	PET	*EGFR、KRAS*	影像组学	AUC = 0.67
Liu 等[77]	2016	LUAD	288	CT	*EGFR*	临床模型	AUC = 0.71

目前关于利用深度学习预测肺癌基因突变的研究，绝大多数是对 *EGFR* 基因的预测，而 *KRAS* 也是与肺癌相关的基因，已有的基于影像组学的研究对其进行过验证[76]，但基于深度学习的方法对其预测的研究较少。因此，采用非侵入性且易于实现的深度学习方法来对 *EGFR* 和 *KRAS*

的突变状态进行预测具有重要的临床意义。

1.3   本书主要研究内容

本书的研究工作主要包括以下内容。

（1）基于 PET/CT 的超体素 3D 区域增长方法用于磨玻璃结节的分割

肺结节分割中提出了许多针对固体结节的分割方法，对于非固体结节的研究尚未规模性开展，其中磨玻璃结节作为非固体结节中的主要存在形式，具有边界模糊、分割困难、恶性度高等问题。本章提出了一种基于 PET/CT 改进的超体素 3D 区域增长方法，用于 GGN 的三维分割。首先，根据 PET 图像的标准摄取值（Standard Uptake Value，SUV）自动定位 CT 图像中的种子点；其次，构建 3D 掩模并且基于超体素构建模糊连通图；最后，在 3D 掩模的约束下，以超体素为基本单位，在模糊连通图上进行区域增长，从而获得 GGN 的 3D 分割结果。提出的方法与其他区域增长方法之间的定性和定量比较显示了该方法的优越性，算法分割结果与医师人工分割结果之间的 *Jaccard* 相似系数达到了 95.61%，这表明提出的分割方法能够很好地分割磨玻璃结节，以达到辅助医师诊断的目的。

（2）基于 DNA 甲基化的 MLW-gcForest 模型用于肺癌亚型分类

对于肺癌的亚型分类，已有的研究大多采用传统的生物信息学方法。本书针对肺癌基因数据的小样本和高维度等特点，提出了一种多级加权深度森林模型（Multi-Weighted gcForest，MLW-gcForest），基于基因数据中的 DNA 甲基化进行肺癌的亚型分类。提出的 MLW-gcForest 模型的主要贡献如下：①根据随机森林分类能力的差异，将不同的权重分配给不同的随机森林，以充分利用不同随机森林之间的相互协同作用；②提出排序优选算法，为不同滑动窗口下生成的特征向量赋予不同的权重，以充分利用不同滑动窗口下生成的特征向量的互补性。提出的多级加权策略可以有效帮助随机森林提取更有价值和更丰富的多级特征，提高 gcForest 模型在小样本基因数据中的分类能力。实验结果表明，与传统的机器学习算法和标准的 gcForest 模型相比，提出的 MLW-gcForest 算法在对肺癌亚型进行分类时获得了 0.92 的准确率。

（3）基于多组学基因数据的 IMLW-gcForest 模型用于肺癌的分期

肺腺癌在肺癌中占很大比例，准确地对其进行分期是有效诊断和治疗的前提。在目前的研究中，大多采用单一的基因表达数据，而其他类型的基因数据没有得到合理的利用。因此，探索多组学基因数据对于提高肺腺癌分期的准确率具有重要意义。本书整合多组学基因数据（基因表达、DNA 甲基化和拷贝数变异），对提出的 MLW-gcForest 模型进一步修改，以进行肺腺癌的分期。具体而言，采用多流超体积概念对不同随机森林赋予权重的方法进行了修改，修改之后的模型称为改进的多级加权深度森林模型（Improved Multi-Weighted gcForest，IMLW-gcForest）。采用多组学基因数据分别训练 3 个 IMLW-gcForest 模型，执行决策级融合进行肺腺癌的分期。实验结果表明，提出的基于多组学基因数据的 IMLW-gcForest 模型与已有的研究相比显著提高了肺腺癌分期的准确率。获得的准确率、精确度、召回率和 AUC 分别达到 0.908、0.896、0.882 和 0.960，表明 IMLW-gcForest 模型在肺腺癌的分期方面具有巨大潜力，有助于辅助癌症的精准诊疗。

（4）基于 CT 影像的多通道多任务的深度学习模型用于预测肺癌 *EGFR/KRAS* 突变

探索预测中晚期肺癌关键基因突变的非侵入性方法对于辅助诊疗具有重要意义。已有研究大多采用影像组学的方法利用 CT 进行基因突变的预测。本书提出多通道多任务深度学习模型（Multi-channel and Multi-task Deep Learning model，MMDL），从 CT 影像中提取结节的深度特征，并同时进行 *EGFR* 和 *KRAS* 突变状态的预测。具体而言，提取 3D 肺结节的 9 个剖面视图，构建预训练的 Inception-attention-resnet 模型，学习不同视图的图像特征，通过多通道模型的决策融合来获得最终的预测结果。实验结果显示，提出的模型在预测 *EGFR* 突变时获得了 90.5% 的准确率和 91.4% 的 AUC，在预测 *KRAS* 突变时获得了 90.5% 的准确率和 91.4% 的 AUC。

1.4　本书的组织结构

本书的组织结构如图 1-2 所示。

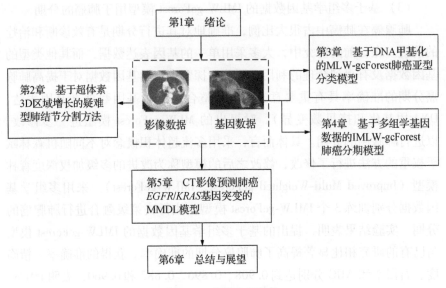

图 1-2　各章组织结构

第1章, 绪论。首先, 详细介绍了研究背景和意义, 探讨了临床中基于影像、基因数据来对肺癌进行辅助分割、亚型分类、分期、基因突变预测的过程及其存在的问题, 说明了研究的必要性和迫切性; 其次, 阐释了肺结节的分割、肺癌的亚型分类、肺癌分期, 以及肺癌影像预测基因突变等关键研究内容的国内外研究现状; 最后, 给出了本书的主要研究内容。

第2章, 基于超体素3D区域增长的疑难型肺结节分割方法。首先, 阐述了磨玻璃结节分割所涉及相关技术的现状; 其次, 给出了算法的整体流程, 详细阐述了提出的算法的每个主要步骤的实现过程; 最后, 给出了分割算法的实验与结果分析, 并进行了本章小结。

第3章, 基于 DNA 甲基化的 MLW-gcForest 肺癌亚型分类模型。首先, 介绍了目前关于肺癌亚型分类研究的相关工作; 其次, 详细阐述研究涉及的深度森林 gcForest 方法的相关理论基础; 再次, 详细介绍了提出的多级加权的 gcForest 模型 (MLW-gcForest) 中的主要步骤, 包括算法中权重 α 的计算和排序优选算法的具体提出与执行; 最后, 将算法用于肺癌亚型分类的实验与结果分析讨论, 并进行本章小结。

第4章, 基于多组学基因数据的 IMLW-gcForest 肺癌分期模型。在第

3 章中提出的 MLW-gcForest 模型的基础上，本章根据多组学基因数据的特点，对模型进行修改，提出 IMLW-gcForest 模型，综合进行肺腺癌的分期。首先，介绍了肺癌分期的相关工作；其次，详细阐述了基于多组学基因数据的 IMLW-gcForest 算法的主要步骤，以及决策级融合过程；最后，将算法用于肺腺癌分期的实验，并对实验结果进行了分析与讨论。

第 5 章，CT 影像预测肺癌 *EGFR/KRAS* 基因突变的 MMDL 模型。首先，介绍了利用 CT 影像预测肺癌基因突变的意义，并分析了目前的研究中存在的不足与挑战。其次，提出了 MMDL 模型的整体结构及创新之处，阐述了模型构建过程中所涉及的相关工作及理论基础。在此基础上，详细解释了 MMDL 模型的每个主要步骤，包括数据的预处理过程及多视图切面图像的提取过程、Inception-attention-resnet 模型的构建过程，在该过程中又介绍了图像注意力机制及模型的迁移学习过程，解释多通道模型的决策级融合过程。最后，对实验过程和结果进行了探讨。

第 6 章，总结与展望。对本书的研究工作进行了总结，指出工作的不足，对未来的研究计划进行了展望。

第 2 章 基于超体素 3D 区域增长的
疑难型肺结节分割方法

肺癌的早期诊断对于其诊疗起到关键的作用。早期肺癌的主要呈现形式是各种类型的肺结节，其中磨玻璃结节（GGN）具有较高的恶性度，并且是潜在的肺腺癌的征兆。因此，本章主要针对磨玻璃结节展开研究。在利用计算机方法对肺结节进行良恶性辅助诊断之前，首先需要将结节从背景区域中分割出来，而磨玻璃结节通常具有复杂的形态学特征，边界模糊，因此准确地对其进行分割仍然面临挑战。本章针对磨玻璃结节的特性，提出一种基于超体素 3D 区域增长的分割方法，用于对其准确的分割。

2.1 引言

根据结节的实性程度差异，可以将其分为三类：实性结节、非实性结节和亚实性结节。磨玻璃结节是非实性结节的重要形式[106-107]，其特点是边界模糊，血管支气管清晰，形状不规则，并且 GGN 成长为恶性肿瘤的概率远高于实性结节。此外，GGN 通常黏附在血管或肺壁上，其亮度几乎与血管相同。因此，准确地对 GGN 进行分割是比较困难且具有挑战性的。

为了对肺结节进行准确的分割，研究者已经提出了许多方法，主要包括二维分割和三维分割，具体的研究已经在第 1.2.1 小节中做过详细的介绍。二维分割虽然在肺结节的分割方面取得了一些成就，但是二维分割只能显示特定病变区域的信息，而不能充分呈现其空间结构信息，以及病变区域邻近组织的相关信息。近年来，医学图像的三维分割方法受到越来越多的关注，三维分割的结果可呈现更多二维分割中没有呈现的信息，如病变区域的三维空间信息，以及与其周围组织之间的结构关系。因此，三维分割对于结节的临床诊断和治疗具有重要意义，在目前对 GGN 分割的研究中，三维分割方法较少。

在本章中，提出了一种基于超体素 3D 区域增长方法，用于 GGN 的分割。该方法的贡献主要包括：①结合了 PET/CT 图像信息，利用 PET 中的 SUV 自动定位 CT 中的种子点，有效减少用户交互并节省时间，同时确保结果的稳定和可重复性；②以体素为基本单位构建超体素，超体素可以表征更多与结节有关的特征、均匀且光滑，能够很好地保持结节边界；③构建模糊连通图，将其作为超体素之间相似性的度量。在整个区域增长过程中，以超体素为基本单位，以 3D 掩模为终止条件，无须设置阈值，避免了由于阈值的选择而导致的分割结果的不稳定性，提高了算法的适用性。

本章提出的分割方法的流程如图 2-1 所示，主要包括 3 个步骤：①分离前景区域、定位种子点；②构造 3D 掩模和模糊连通图；③进行 3D 超体素区域增长。

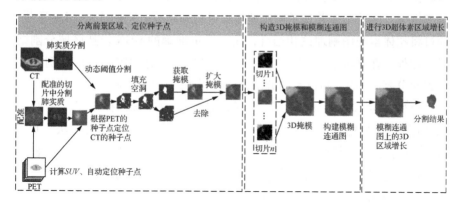

图 2-1　GGN 分割方法流程

2.2　相关工作

3D 区域增长。前文详述了区域增长方法在肺结节分割中的研究现状，近年来，研究者将区域增长方法扩展到了三维领域，提出了一系列用于医学图像分割的 3D 区域增长方法。Diciotti 等[16] 提出了基于用户识别的关注焦点和 3D 区域增长算法，构建了一种在 CT 图像中分割 3D 肺结节的半自动算法。Xi 等[108] 提出了一种结合 3D 区域增长和局部阈值算法的半自动分割的方法。Yau 等[109] 提出了一种自适应 3D 区域增长方法，但需手动选择种子点。Sun 等[110] 提出了自适应 3D 区域增长算法，使用整个肺部 CT 切片来构建 3D 数据并自动定位用于区域增长的种子点。Li 等[111] 开发了一种用于肺结节分割的 3D 约束区域增长方法。该方法计算了种子区域中体素的平均值和标准偏差，并将满足标准的体素添加到种子区域中，直到达到终止条件为止。文献 [14-15，112] 也提出了半自动或者全自动的 3D 区域增长方法，用于进行其他器官病灶的 3D 分割。

超体素分割。超体素是指空间中由相似特征相邻的体素点组成的集合，保存了原图像的边缘信息，同时包含了丰富的特征信息，是超像素概念的三维推广。Huang 等[113] 通过聚类改进的多阈值超体素提出了一种新的 GGN 的提取方法，并证明了超体素在 GGN 分割中的优势。Feng 等[114] 将超体素分割与卷积神经网络分类相结合，提出了一种新的肺结节检测和分割框架。实验结果验证了使用超体素进行肺结节分割的优势。Lu 等[115] 通过将超体素与图割理论相结合，获得了更准确的 GGN 候选区域分割结果。此外，在脑肿瘤分割[116-117]、肝脏分割[118]、肝细胞癌肿瘤分割[119]、前列腺分割[120] 中，超体素的分割方法也得到了很好的应用。

模糊连接算法。Badura 等[121] 通过计算模糊连接，提出了一种利用 CT 图像对血管粘连型和胸膜牵拉型肺结节进行的 3D 分割方法。Tong 等[122] 为了准确绘制动态 4D 胸腔磁共振成像的肺部图像，提出了一种交互式模糊连接算法，使用迭代相对模糊连通性作为渲染引擎，并获得了令人满意的分割结果。此外，模糊连接算法在颌骨组织分割[123]、心脏分割[124]、脑补肿瘤分割[125] 中也得到了应用。

本章提出的分割方法整合了上述方法的固有优势。首先，结合 PET/CT 自动定位种子点；其次，在 3D 掩模上构造模糊连通图，将其作为区域增长的规则；最后，以超体素为基本单位进行 3D 区域增长，以获得 GGN 分割结果。所提出的算法无须手动设置区域增长的种子点，也无须定义区域增长的停止条件，可以以较低的时间复杂度获得较好的 GGN 分割结果。

2.3　数据预处理

2.3.1　前景区域的分离及种子点的自动定位

（1）PET/CT 配准和肺实质分割

为了降低结节处理的复杂性，消除无关背景的干扰，需先进行预处理。CT 图像的大小为 512 像素 ×512 像素，PET 图像的大小为 128 像素 × 128 像素，先将 PET 图像和 CT 图像进行配准。采集的 CT 图像和 PET 图像如图 2-2（a）和图 2-2（b）所示。通过线性插值方法将 PET 图像的大小调整为 512 像素 ×512 像素，计算互信息来配准 PET 图像和 CT 图像[126]，当 PET 和 CT 之间的互信息达到最大时，完成配准，配准的结果如图 2-2（c）所示。为了排除图像中不相关区域的干扰，提高肺结节分割的准确率，降低后续处理过程的复杂性，采用超像素分割方法进行肺实质的分割[127]。图 2-2（d）和图 2-2（e）分别为 CT 图像和配准图像中的肺实质分割结果。

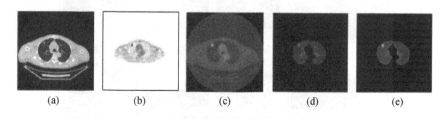

（a）　　　　　（b）　　　　　（c）　　　　　（d）　　　　　（e）

图 2-2　CT 图像和 PET 图像的配准及肺实质的分割

（2）感兴趣区域（Region of Interest，ROI）的提取

为减少肺实质中非结节区域的干扰，进行结节 ROI 的提取。由于肺结节的直径不大于 64 mm，为确保肺结节被完全包括在内，从上至下选择连续的包含 GGN 的 PET/CT 的 2D 切片，提取以结节中心为中心 64 mm × 64 mm 的 ROI[128]。CT、PET 和配准图像中的 ROI 分别如图 2-3（a）至图 2-3（c）所示。

（3）前景区域的获取

为了使血管和其他邻近组织与结节尽可能分开，分离其前景区域。由

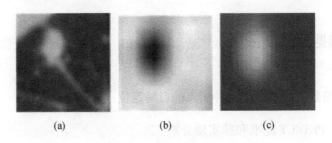

(a)   (b)   (c)

图 2-3   ROI 的提取

于 GGN 的对比度较低，本研究采用直方图均衡化的图像增强方法[129]，来增强图像的对比度。原始的 GGN 图像如图 2-4 （a1） 至图 2-4 （a4）所示，增强后的 GGN 图像如图 2-4 （b1） 至图 2-4 （b4） 所示。采用动态阈值分割算法对前景和背景进行分离[130]，该方法是一种基于概率统计的自适应阈值分割算法，在图像的前景与背景没有显著对比时使用，前景区域的动态阈值分割结果如图 2-4 （c1） 至图 2-4 （c4） 所示。

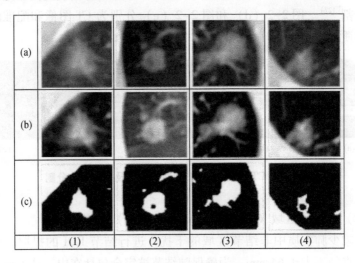

图 2-4   GGN 的增强及前景和背景的分离

经过动态阈值分割方法处理后，前景区域可能会出现一些"空洞"，即前景区域中会包含部分背景像素，如图 2-4 （c2） 所示。出现"空洞"的原因是，分割算法对具有较大局部对比度差异的区域敏感。本章采用空洞填充算法[131]进行"空洞"填充，并将其转换为前景区域。

（4）种子点的自动定位

PET 图像是基于人体代谢信息的，通过计算病灶区域内的 SUV 来获取其代谢信息，通常，肿瘤区域具有较高的新陈代谢和 SUV，此特征常用于癌症的诊断。肿瘤的代谢信息可使用式（2-1）从可疑区域中计算 SUV 得到。

$$SUV_{BW} = \frac{tissue\ concentration}{injected\ dose/body\ weight}。 \qquad (2\text{-}1)$$

其中，$tissue\ concentration$ 表示组织的放射性浓度，$injected\ dose$ 表示注射示踪剂的剂量，BW（$body\ weight$）表示患者的体重。

为了避免用户手动选择种子点而导致分割结果的准确率低、可重复性差等问题，同时为了降低算法的复杂性并节省时间成本，使用 PET 图像中的 SUV 自动定位 CT 图像中的最佳种子点。根据研究[132-133]，当肺实质中某个区域的平均 SUV 大于 2.5 时，即认定为肺结节区域。选择 SUV 最大的点（大于或等于 2.5）作为 PET 图像 ROI 区域中的最佳种子点，种子点的选择如图 2-5（a）所示。经过配准的 PET 和 CT 在位置上是对应的，因此根据 PET 图像中的种子点，自动定位 CT 图像中的种子点，如图 2-5（b）所示。

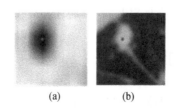

(a)　　　　　(b)

图 2-5　PET 图像和 CT 图像中的种子点的定位

2.3.2　3D 掩模的构建

为了减弱血管对肺结节分割的影响，进行 3D 掩模的构建。3D 掩模是通过扩大前景区域而形成的。由于 GGN 的边界模糊性，初始掩模无法完全覆盖肺结节区域。因此，扩大前景区域并确保掩模能够完全包围肺结节。图 2-6 中，（a）是包含种子点的原始 CT 图像，（b）是动态阈值分割结果，（c）是空洞填充结果。

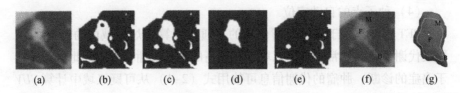

图 2-6　3D 掩模的构建

3D 掩模构建的具体步骤如下。

①对于前景区域的内部［图 2-6 (d)］，采用 2D 距离变换函数，将其扩大 1.5 倍，将获得结节边界的最远距离作为当前前景区域 F 的大小。

②对于前景区域之外的部分，同样使用 2D 距离变换函数对其进行扩展，直到达到与 F 大致相同的大小。然后，将扩展区域和 F 一起作为初始掩模 M_0。

③在使用动态阈值分割前景区域之后，将未标记为前景区域 F 的结果部分［图 2-6 (e)］从 M_0 中去除。将当前的 M_0 定义为新的掩模 M。通过从掩模 M 中减去前景区域 F 来定义背景区域 B，如图 2-6 (f) 所示。

④对于每个切片，重复步骤①至步骤③，获得一系列 2D 掩模，然后将 2D 掩模通过线性插值堆叠形成 3D 掩模，如图 2-6 (g) 所示。

将所有切片中具有最大 SUV 的 2D 种子点定义为 3D 种子点。

2.4　3D 超体素的构建

GGN 的云状外观边界使它们难以准确分割。传统的基于像素或基于超像素的分割方法仅适用于二维空间，无法表征结节的三维结构信息。同样，传统的基于体素的 3D 分割方法可以表征的空间信息有限，可能导致结果缺乏空间一致性[134]，尤其是对于 GGN 模糊边界的分割。超体素分割是超像素分割在三维空间的扩展，是通过在空间中聚集一系列具有相似特征的相邻体素而形成的。超体素是包含多个体素的组合，可以提供更丰富的特征，包括与单个体素有关的统计信息，且超体素具有良好的边界依附性。在本章中，采用简单线性迭代聚类算法（Simple Linear Iterative Clustering，SLIC）来生成超体素，生成的超体素会遵循图像的边界[135]，更好地描述 GGN 的模糊云状边缘，从而实现更有效的分割。

2.4.1　超体素的构建原理

通常用五维特征向量 $[l,a,b,x,y]^T$ 表示图像中的像素，其中 l,a,b 表示 CIELAB 颜色空间中的颜色特征信息，x,y 表示像素的坐标位置。计算相邻像素之间的相似度，根据像素之间的特征相似性进行像素聚类，形成一个超像素，基于此理论构建超体素。

GGN 图像是灰度图像，因此在 CIELAB 颜色空间中使用灰度信息 l。对于三维像素，其 3D 空间坐标矢量为 $[x,y,z]$，其中 x 和 y 是像素坐标，z 是图像的序列号，引入每个体素的 SUV 平均值，命名为 s，五维特征向量 $[l,x,y,z,s]^T$ 用来表示每个超体素。

通常，体素空间中存在 3 种拓扑：6 领域、18 领域和 26 领域，如图 2-7 所示。在将体素聚类为超体素的过程中，为了确保在空间的不连贯边界处不发生跨界，并获得更多有用的信息，使用体素的 26 领域来构造超体素。

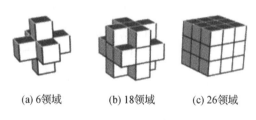

(a) 6领域　　　　(b) 18领域　　　　(c) 26领域

图 2-7　体素示意

2.4.2　超体素的构建过程

①体素的个数为 N；超体素的个数为 L；超体素的初始尺寸 $N_0 = N/L$；隔行选择初始种子点，$C = \{C_1, C_2, \cdots, C_L\}$，如图 2-8 所示，其目的是使超体素均匀分布[136]。

②超体素中的最大距离定义为 S，如图 2-8 中所标记。在 $2S \times 2S \times 2S$ 的邻域中，对于所有聚类中心 C_j，从每个体素点 i 到聚类中心 C_j 的距离 D_{ij} 的计算如式（2-2）至式（2-5）所示。将体素点 i 的标签初始化为 $label_i = -1$，初始化 $dist_{ij} = +\infty$ 为体素点 i 与聚类中心 j 之间的距离，两

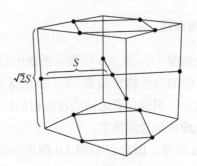

图 2-8　种子点的选择

个体素的相似性 D_{ij} 可以通过灰度特征 D_l 、空间距离特征 D_{xyz} 、SUV 的差异 D_{suv} 求得。计算 D_l 、D_{xyz} 、D_{suv} 和 D_{ij} 的公式如式（2-2）至式（2-5）所示。

$$D_l = \sqrt{(l_j - l_i)^2},\qquad\qquad(2-2)$$

$$D_{xyz} = \sqrt{(x_j - x_i)^2 + (y_j - y_i)^2 + (z_j - z_i)^2},\qquad(2-3)$$

$$D_{suv} = \sqrt{(suv_j - suv_i)^2},\qquad\qquad(2-4)$$

$$D_{ij} = \sqrt{D_l^2 + \left(\frac{D_{xyz}}{S}\right)^2 \gamma_1^2 + \left(\frac{D_{suv}}{SUV_{\max}}\right)^2 \gamma_2^2}\,。\qquad(2-5)$$

其中，γ_1 用于调整空间和体素值的相似度权重，γ_2 用于调整 SUV 和体素值的相似度权重，$SUV_{\max}$ 代表 SUV 的最大值。

③如果 $D_{ij} < dist_i$ ，则 $dist_i = D_{ij}$ ，$label_i = j$ 。使用 K-means 算法更新聚类中心。

④重复步骤②和步骤③，直到达到最大的迭代次数。

2.5　模糊连通图的构建

GGN 的边界模糊，因此对其准确分割较为困难。模糊连通图[137]具有描述图像中不确定性和不均匀性的强大能力，使得其适用于描述 GGN 的模糊性和不确定性。超体素之间的模糊连通性使用模糊连通图来定义。通过计算超体素之间的模糊邻接和模糊邻接度来定义模糊连通图，其定义过程如下所示。

2.5.1 模糊邻接关系及模糊邻接度

（1）模糊邻接关系

在模糊空间理论中，Z^n 是 n 维空间的点集，而 α 表示 Z^n 中的模糊关系。

$$\alpha = \{((c,d),\mu_\alpha(c,d)) \mid c,d \in Z^n\}。 \tag{2-6}$$

其中，α 满足自反性和对称性，$\mu_\alpha(c,d)$ 表示两个体素 c 和 d 之间的邻接函数，它是 n 维体素坐标的距离的递减函数，由式（2-7）给出：

$$\mu_\alpha(c,d) = \begin{cases} 1, \|c-d\| \leq 1 \\ 0, 其他 \end{cases}。 \tag{2-7}$$

（2）计算模糊邻接度

模糊邻接函数仅在空间上描述图像中体素之间距离信息的相似度。体素灰度之类的信息尚未考虑在内。为了实现体素聚集成超体素，需考虑体素之间的灰度相似度。

用 κ 表示模糊空间中体素之间的模糊相似关系。$\mu_k(c,d)$ 是 $\mu_\alpha(c,d)$、$f(c)$、$f(d)$ 的模糊邻接度函数，是度量两个体素在同一个模糊空间中是否属于同一个对象的概率，它不仅取决于两个体素之间的空间上的紧密度，而且取决于这些体素之间图像特征的相似性。通过式（2-8）给出：

$$\mu_\kappa(c,d) = \mu_\alpha(c,d)[\omega_1 h_i(f(c),f(d)) + \omega_2 h_g(f(c),f(d))]。 \tag{2-8}$$

其中，$f(c)$ 和 $f(d)$ 分别表示体素 c 和 d 的灰度值。ω_1 和 ω_2 是权重之和为 1 的非负的自由参数。h_i 和 h_g 是高斯概率函数，如式（2-9）和式（2-10）所示。下标 i 和 g 分别表示与高斯概率函数有关的强度与梯度值。高斯概率函数 h 由下式给出：

$$h_i(f(c),f(d)) = e^{-\frac{1}{2}\left[\frac{1}{2}\left(\frac{f(c)+f(d)-m_i}{s_i}\right)\right]^2}, \tag{2-9}$$

$$h_g(f(c),f(d)) = 1 - e^{-\frac{1}{2}\left[\frac{|f(c)-f(d)|-m_g}{s_g}\right]^2}。 \tag{2-10}$$

其中，m_i 和 s_i 是与强度均值及强度方差有关的高斯参数。m_g 和 s_g 是与梯度均值及梯度方差有关的高斯参数。

2.5.2　模糊连通性及模糊连通图的构建

（1）模糊连通性的定义

将从体素 c 到体素 d 的所有路径 P_{cd} 定义为 $\langle c_1, c_2, \cdots, c_n \rangle, n \geqslant 2$，对于任何路径 $P_{cd} = \langle c_1 = c, c_2, \cdots, c_n = d \rangle \in P$，最弱的连接是两个相邻元素相似性的最小值。该值定义了路径 P_{cd} 的连接度，如式（2-11）所示：

$$\mu_\theta(P_{cd}) = \min_{1 \leqslant i \leqslant n} \mu_\kappa(c_i, c_{i+1}) \text{。} \tag{2-11}$$

将从体素 c 到体素 d 的模糊连通度定义为所有路径中的最大连通度，由式（2-12）给出。$\mu_\varepsilon(c, d)$ 的路径的最大值称为从 c 到 d 的模糊连通性的最佳路径。

$$\mu_\varepsilon(c, d) = \max \mu_\theta(P_{cd}) \text{。} \tag{2-12}$$

（2）构建模糊连通图

图像标记为 I，种子点标记为 O。首先，在获得从种子点到另一点的最佳路径的同时，计算图像中每个点到种子点的模糊连通度；其次，根据最优路径，计算出每个点与种子点之间的模糊连通性；最后，获得一个以 O 为根的树 T。模糊连通图算法如算法 2-1 所示。在树 T 中，从根节点到其余节点的路径代表从种子点所在的体素到其余体素的最佳路径。树 T 中的节点保存的是相对于种子点的每个体素的模糊连通度。

算法 2-1　模糊连通图算法

输入：图像 I，种子点 O；$\mu_\varepsilon(O, v)$ 存储从 O 到超体素点 v 的原始模糊连接度

数据结构：Q 是存储体素的优先队列

种子点 O 的模糊连接度设置为 1，O 被加入到优先队列 Q 中；

While（！Q = Null）

｛

　　MaxVoxel = Q 中具有最大模糊连接度的超体素；

　　MaxVoxel 从队列 Q 中出栈；

　　将 MaxVoxel 标记为已访问；

　　For（v = MaxVoxel 的 26 邻域体素中的每个超体素）

　　｛

If（v 尚未被访问过）

{

　　计算从 O 到 MaxVoxel，从 MaxVoxel 到 v 的模糊连接度；

　　If（（从 O 到 MaxVoxel，再从 MaxVoxel 到 v 的模糊连接度的总和）$> \mu_\varepsilon(O,v)$）

　　　　{

　　　　　更新 v 的模糊连接度；

　　　　　将 v 的父节点指向 MaxVoxel；

　　　　　将 v 加入队列 Q；

　　　　}

　　}

}

　　从 Q 中移除 MaxVoxel；

}

For（T 中所有从 O 到 v 的路径）

　　{

　　　　计算并更新 $\mu_\varepsilon(O,v)$；

　　}

输出：从种子点所在的体素到所有其他体素的模糊连接度

模糊连通图算法相比于传统模糊连通图算法的主要改进之处是，将所有的像素点替换为超体素，以超体素为基本单位。通过计算掩模 M 中每个体素相对于种子体素 O 的模糊领接度值来形成模糊连通图，其构造示意如图 2-9 所示。

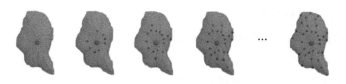

图 2-9　模糊连通图的构造示意

2.6　基于超体素的 3D 区域增长

　　传统的区域增长方法以种子点为初始区域，根据特定的规则将具有相同特征的像素合并到当前区域，直到包含所有满足条件的像素，或者该区域不再增长为止。传统区域增长方法基于邻域像素相似度，然而 GGN 内部像素的模糊性和边界变化的不明显性，使得直接使用基于邻域像素的区域增长进行分割仍具有挑战性。

　　在本章算法的区域增长方法中，以超体素为基本单位，以 3D 掩模为约束，以模糊连通图为度量准则，执行基于超体素的区域增长，以获得 GGN 的 3D 分割结果。图 2-10 是 3D 超体素区域增长示意。其中，红色部分表示已完成增长的区域，蓝色部分表示正在增长的区域。算法 2-2 为模糊连通图上的 3D 区域增长算法。

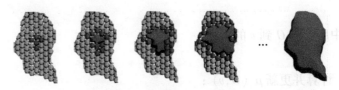

图 2-10　3D 超体素区域增长示意（见书末彩插）

算法 2-2　模糊连通图上的 3D 区域增长算法

输入：初始种子点 O

Step1：O 作为区域增长的初始种子点，定义它为种子区域 S_0；

Step2：按照模糊连通图，找到种子点 O 到其邻域超体素的模糊邻接度 $\mu_\varepsilon(O,v)$，对其降序排列；

Step3：选择具有最高模糊连接性的邻域并将其添加到 S_0；

Step4：如果 S_0 达到预定义的最大大小（3D 掩模大小）或种子区域 S_0 不再变化，继续步骤 5，否则转到步骤 2；

Step5：输出种子区域中的所有超体素 S_0；

输出：分割结果 S_0

3D 区域增长算法相比于标准的区域增长算法主要的改进为：根据 PET 中的 SUV 自动定位 CT 中的种子点，避免了人工选择种子点的不可重复性；区域增长的基本单位为超体素；区域增长的增长规则的度量标准为模糊连通图中的模糊邻接度；区域增长的终止条件为 3D 掩模。

2.7　实验与结果

2.7.1　实验数据集及环境

本章研究使用的数据集通过网站可访问（https：//figshare.com/s/8370d1d7e5cbc195a1af），该数据集来自合作医院，采用美国通用电气的 PET/CT 扫描仪。PET 图像的大小为 128 像素 ×128 像素，CT 图像的大小为 512 像素 ×512 像素。在合作医院，由 4 位 8 年以上临床经验的医师根据 GGN 的病理基础和临床特征（高密度无光阴影、可见血管、结节中的支气管等）进行诊断。从 210 名临床患者中收集了共 1386 个肺部 PET/CT 序列图像（直径范围为 3.8 ~ 28.6 mm，平均直径为 12.1 mm）。在目前对 GGN 的筛查中，小于 3 mm 的结节在临床上不相关。根据医师的先验知识和肺部序列 CT 图像的形态学特征，邀请两位经验丰富的放射科医师对肺结节进行分割，将两位医师的分割交集作为实验的金标准（Gold Standard，GS）。

文中算法基于 MATLAB R2014a、ITK4.12、VTK8.1.0、Open CV3.1.0、Visual Studio 2013 等软件。处理器采用的是 Intel Core i7-4770，内存 8 GB。为了验证所提算法在 GGN 的 3D 分割中的有效性，将本章的方法与传统的基于体素的 3D 区域增长算法进行了定性和定量的比较[138]。

2.7.2　不同方法的定性评估

为了验证本章所提出分割模型的有效性，将提出的模型与不同阈值（高阈值、低阈值、最佳阈值）的传统 3D 区域增长算法进行了比较。图 2-11 显示了不同算法的 3D 分割结果，从 3 个不同的视角呈现结果（前透视图、旋转 90° 和 180°）。

图 2-11（a1）至图 2-11（a3）中的红色结节是医师手动分割切片中

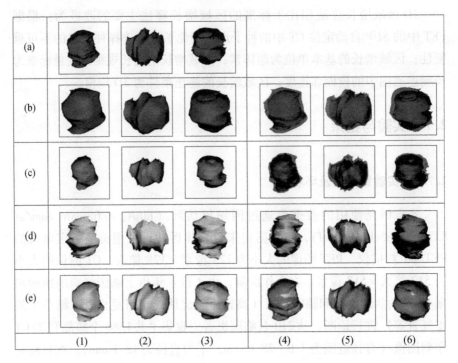

图 2-11　不同算法在不同视角下的 3D 分割结果比较（见书末彩插）

的结节后进行区域增长的结果，图 2-11（b1）至图 2-11（b3）中的紫色结节是高阈值的区域增长结果，图 2-11（b4）至图 2-11（b6）为高阈值分割和金标准之间的结果对比。从比较结果可知，当为区域增长设置较高的阈值时，分割结果较之实际结节区域略大，边缘和角落不能清晰显示。高阈值分割结果在结节周围包含一些正常组织，并且无法准确地分离血管和结节的连接处。

图 2-11（c1）至图 2-11（c3）中的蓝色结节是低阈值的区域增长结果，图 2-11（c4）至图 2-11（c6）显示了低阈值分割与金标准的比较结果。从比较结果可知，当为区域增长设置较低的阈值时，会导致结节的欠分割，血管与结节的连接处没有被正确分割。

图 2-11（d1）至图 2-11（d3）中的青色结节显示了最佳阈值区域增长方法的结果，图 2-11（d4）至图 2-11（d6）显示了最佳阈值区域增长和金标准之间的比较结果。该图显示最佳阈值的分割结果在拐角处更加清

晰明确，表明该方法对结节周围的血管和组织的变化敏感。此外，在结节的某些部分，最佳阈值的区域增长结果与金标准重叠。但仍有少许区域分割不足或分割过度。最佳阈值介于高阈值和低阈值之间，大部分结节能获得相对较好的分割结果，但并不适合所有 GGN。

图 2-11（e1）至图 2-11（e3）中的黄色结节为本章中提出方法的分割结果，图 2-11（e4）至图 2-11（e6）显示了文中方法与金标准之间的比较结果。从图中所示结果可以得出，文中方法可以取得令人满意的分割结果，无须用户定义种子点，也无须设置区域增长阈值。结果与金标准几乎重叠。与其他方法相比，分割边界可以更全面地覆盖整个结节。由于自动确定了最佳种子点，并且无须设置区域增长阈值，因此可以确保分割结果稳定且可重复。

2.7.3 不同方法之间的 3D 分割的单切片结果比较

为了更直观地比较不同方法的分割性能，在 3D 区域增长结果中从上到下选择了最具代表性的 6 个切片，如图 2-12 所示。图 2-12（a1）至图 2-12（a6）显示了两个医师 GGN 分割结果的交集，同样被用作单切片分割结果的金标准。

图 2-12（b1）至图 2-12（b6）显示了高阈值区域增长的分割结果。从图中可得出，当为区域增长方法设置较高的阈值时，分割结果的区域大于金标准，并且无法精准地分离血管和结节的连接处［图 2-12（b6）］。

图 2-12（c1）至图 2-12（c6）显示了低阈值区域增长的分割结果。从图中可知，当为区域增长方法设置较低的阈值时，尽管结节周围的血管和其他组织不会被误分割为结节区域，但分割结果不能完全覆盖整个结节，产生了对 GGN 严重的欠分割。

图 2-12（d1）至图 2-12（d6）是经过多次迭代后获得的最佳阈值区域增长分割结果。尽管某些切片的分割性能接近医师的手动分割结果［图 2-12（d1）至图 2-12（d3）］，但对部分切片来说并不是最佳的［图 2-12（d2）、图 2-12（d4）至图 2-12（d6）］。这是由于最佳阈值是折中的分割方法，该方法在大部分情况下可取得相对较好的分割结果。但是多次迭代可能会落入局部最优阈值中，从而导致获得多个最优阈值，这将难以确定适用于所有情况的最优阈值，因此也很难获得稳定且可重复的分割

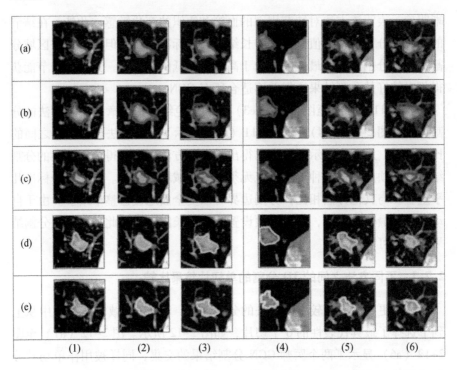

图 2-12　不同方法下 GGN 分割结果的对比 （见书末彩插）

结果。

图 2-12 （e1） 至图 2-12 （e6） 为本章提出分割模型的分割结果。结果表明，提出的分割模型对 GGN 的分割可以取得令人满意的分割效果。在基本情况下，结果接近金标准。

本章所提方法根据 PET 图像中的 *SUV* 自动、客观地确定最佳种子点，节省分割时间。在 3D 掩模的约束下，执行基于超体素的区域增长，提高了分割结果的准确率。

2.7.4　不同区域增长方法之间的定量比较

（1） 准确率、*Jaccard* 系数、敏感性和特异性的比较

为了更精确地比较不同区域增长方法之间的差异，将实验结果进行了定量比较，采用如下评价指标：准确率 （*Accuracy*）、*Jaccard* 系数、敏感性 （*Sensitivity*） 和特异性 （*Specificity*）。

准确率指正确分割的像素在整个像素中所占的比例，如式（2-13）所示。Jaccard 系数用于表示准确分割的一致程度，反映计算机模型分割结果和手工分割结果的交集与并集的重叠率，是评估医学图像分割中重叠部分最常用的标准之一，如式（2-14）所示。敏感性表示模型对阳性的分类精度，即分类正确的阳性病例占实际阳性病例的比值，如式（2-15）所示。特异性相对于敏感性，表示模型对阴性的分类精度，即分类正确的阴性病例占实际阴性病例的比值，如式（2-16）所示。

$$Accuracy = \frac{TP + TN}{TP + TN + FP + FN} \times 100\% , \qquad (2\text{-}13)$$

$$Jaccard = \frac{TP}{TP + FP + FN} \times 100\% , \qquad (2\text{-}14)$$

$$Sensitivity = \frac{TP}{TP + FN} \times 100\% , \qquad (2\text{-}15)$$

$$Specificity = \frac{TN}{TN + FP} \times 100\% 。 \qquad (2\text{-}16)$$

在式（2-13）至式（2-16）中，TP 是真阳性像素的数量，即由医师和计算机模型共同确定为结节区域；FP 是假阳性像素的数量，即由计算机算法分割而非医师分割的像素；TN 是真阴性像素的数量，即医师和计算机模型共同确定为非结节区域；FN 是假阴性像素的数量，即医师划分为结节区域，而计算机模型将其划分为非结节区域。

比较上述 4 个指标在不同区域增长方法下的平均值和标准偏差，结果如表 2-1 所示。高阈值区域增长方法获得的准确率、Jaccard 系数、敏感性和特异性分别为（86.80 ± 0.14）%、（75.37 ± 0.11）%、（88.32 ± 0.09）% 和（85.28 ± 0.19）%。低阈值区域增长方法获得的准确率、Jaccard 系数、敏感性和特异性分别为（81.85 ± 0.05）%、（84.21 ± 0.08）%、（90.56 ± 0.05）% 和（73.14 ± 0.10）%。对比得出，在 4 个指标中，低阈值区域增长方法的标准差较之于高阈值区域增长方法有所降低。原因是在高阈值区域增长中，在分割得到的结节区域增加了血管和正常组织，容易受到血管的影响。因此，难以获得精确的分割结果。低阈值区域增长由于对结节区域的分割不足，可以防止周围血管和正常组织影响分割结果。因此，分割结果相比于高阈值区域增长较为稳定、标准偏差较小，但因为欠分割现象也很难获得较高的准确率。

　　最佳阈值区域增长方法获得的准确率、*Jaccard* 系数、敏感性和特异性分别为（89.65 ± 0.10）%、（91.80 ± 0.09）%、（90.60 ± 0.08）% 和（88.70 ± 0.13）%，各参数的标准差在低阈值区域增长与高阈值区域增长之间，且准确率、*Jaccard* 系数、敏感性和特异性都高于低阈值区域增长方法和高阈值区域增长方法。原因是最佳阈值是一个折中解决方案，可确保大部分结节都能获得相对较好的分割结果，但对于某些结节并不是最佳的。当结节和血管连接不明显时，分割结果是不稳定的。

表 2-1　不同方法对 GGN 分割的 4 个评估指标的平均值和标准差的比较

方法	准确率	*Jaccard* 系数	敏感性	特异性
高阈值区域增长	（86.80 ± 0.14）%	（75.37 ± 0.11）%	（88.32 ± 0.09）%	（85.28 ± 0.19）%
低阈值区域增长	（81.85 ± 0.05）%	（84.21 ± 0.08）%	（90.56 ± 0.05）%	（73.14 ± 0.10）%
最佳阈值区域增长	（89.65 ± 0.10）%	（91.80 ± 0.09）%	（90.60 ± 0.08）%	（88.70 ± 0.13）%
本章提出的方法	（93.79 ± 0.05）%	（95.61 ± 0.07）%	（93.29 ± 0.03）%	（94.38 ± 0.09）%

　　本章提出方法的准确率、*Jaccard* 系数、敏感性和特异性分别比最佳阈值高 4.14%、3.81%、2.69% 和 5.68%，且标准差低于其他方法。表 2-1 结果表明，本章提出的方法可以对 GGN 进行有效的分割。

　　（2）所用时间比较

　　算法所用时间也是评估其性能的主要指标，图 2-13 为不同方法的平均处理时间。从图中可以看出，本章提出的分割方法比高阈值区域增长、低阈值区域增长和最佳阈值区域增长分割方法需要的时间更短。高阈值区域增长方法和低阈值区域增长方法花费的平均处理时间为 48.50 秒，而最佳阈值区域增长方法的平均处理时间为 45.70 秒，因为这 3 种方法均使用体素作为基本单位。高阈值和低阈值是基于最佳阈值计算得来的，时间上要长于最佳阈值。本章中提出的方法使用超体素作为基本单位，无须为区域增长设置阈值，这些因素减少了程序运行时间，提出方法平均运行时间为 16.38 秒，低于对比中的其他方法。在本章的算法比较中，所涉及的时间为处理单个病例数据所需时间的平均值。

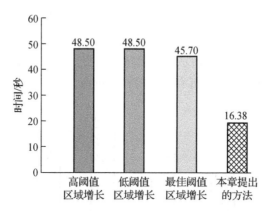

图 2-13　不同方法的平均处理时间

综上所述，本章提出的方法需要更少的处理时间，并且在准确率、*Jaccard* 系数、敏感性和特异性方面获得更好的结果。

2.7.5　与相关研究的比较

虽然文献已经提出了一些算法来分割 GGN，但本章提出的方法使用 PET 来定位 CT 中的最佳种子点，因此基于公共数据库的定量比较是不可行的，但仍然可以进行定性分析和比较。图 2-14 显示了本章提出的方法与其他 4 个最新方法在 LIDC-IDRC 数据集 *Jaccard* 值上的比较。Kim 等[134] 提出基于水平集的活动轮廓的半自动分割方法，在 40 个 GGN 中获得了 80.80% 的最佳分割 *Jaccard* 值。在 Mukhopadhyay[138] 的方法中，种子点需要手工选取，为不同类型的结节设置了不同的分割算法，在 891 个肺结节中获得了平均 68.00% 的 *Jaccard* 值。Liu 等[21] 提出的基于自适应模糊 C - 均值算法的弱监督方法用于分割结节，在 115 个 2D 临床 CT 数据中获得了 92.30% 的 *Jaccard* 值。Jung 等[139] 使用非对称多相可变形模型分割 GGN，在 LIDC 数据集的 32 个 GGN 中获得 78.00% 的 *Jaccard* 值。

尽管对比文献同样进行了 GGN 的分割，但对于一些研究（Kim 等[134] 和 Jung 等[139]），实验数据集很少，这意味着实验结果有很大的局限性。另外，部分方法需要手动定位种子点，这增加了医师的工作量，难以获得稳定和可重复的分割结果，并且 *Jaccard* 值不太高（Mukho-padhyay[138]）。尽管 Liu 等[21] 的 *Jaccard* 值为 92.30%，但数据集相对较小，分割方法的泛化性能略差，而且该方法用于临床 2D 数据，不能显示结节的三维信息。书中提出的方法可以自动定位种子点，无须用户干预，可以有效显示结节的三维信息。实验结果表明，本章中提出的方法可以达到 95.61% 的 *Jaccard* 值，具有一定的临床价值。

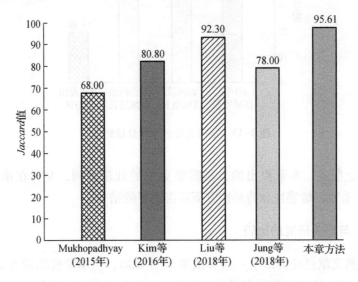

图 2-14　与其他方法在 *Jaccard* 值上的比较

　　此外，将本章中提出的算法与在肺结节分割中使用 3D 区域增长或超体素方法分割的相似研究进行了比较，结果如表 2-2 所示。直接比较同样是不可行的，其原因如下：①文献中使用的数据集不同，大多数是私有数据集，无法公开访问；②不同研究对分割结果的评价标准不同；③通过超体素或区域增长算法对 GGN 进行 3D 分割的研究很少，大多数研究使用 3D 区域增长方法来分割其他类型的结节。因此，仅列出其他研究中报告的结果。

　　Diciotti 等[16] 研究了 LIDC 数据集 90 例受试者的 95 个有效结节的分割，准确率为 86.30%。Sun 等[110] 在 20 例病例的数据库中分割得到了88.50% 的 *Jaccard* 值。Li 等[111] 在 153 个结节的数据集中，得到整体敏感性为 86.00%，其中对固体结节敏感性为 86.00%，对混合 GGN 敏感性为

表 2-2　与相似方法的结果比较

文献	病例数/例	结节数/个	准确率	Jaccard 系数	敏感性
Diciotti 等[16]	90	95	86.30%	—	—
Sun 等[110]	20	—	—	88.50%	—
Li 等[111]	117	153	—	—	86.00%
Badura 等[121]	23	23	—	70.00%	93.28%
Cascio 等[46]	—	148	—	—	88.00%
Lu 等[115]	20	—	—	—	71.84%
Huang 等[140]	19	166	—	—	100.00%
本章提出的方法	210	1386	93.79%	95.61%	93.29%

89.00%，对纯 GGN 敏感性为 81.00%。Badura 等[121] 提出一种基于体素分割肺结节的方法，最大 Jaccard 值为 70.00%，敏感性为 93.28%。Cascio 等[46] 提出了一种肺结节 3D 分割方法，在 148 个结节中得到了验证，在相应的 2.5 FPs/CT 下达到了 88.00% 的敏感性。Lu 等[115] 结合超体素和图分割技术对 GGN 进行分割，在 20 例患者的数据集上达到了 71.84% 的敏感性。Huang 等[140] 在对 19 例患者的 166 个 GGN 病变的 CT 扫描中，得出最高 100.00% 的敏感性。与大多数已报道的文献相比，本章的实验中收集了更大的数据集（210 个受试者，1386 个切片），并且获得了 93.79% 的准确率、95.61% 的 Jaccard 系数和 93.29% 的敏感性。尽管某些研究中的敏感性指标高于本章的方法，但这些实验中使用的数据集要比本章数据集小。

2.8　讨论

实验结果表明，本章提出的方法在 GGN 上取得令人满意的分割结果。该方法的主要创新可以概括如下：首先，通过 PET 中的 SUV 自动定位 CT 中的种子点；其次，构建超体素作为区域增长的基本单位；最后，基于模糊连通图以 3D 掩模为阈值进行区域增长。

2.8.1 传统 3D 区域增长方法的阈值设置

与本章提出方法的实验结果相比，传统 3D 区域增长方法的阈值设置过程（高阈值、低阈值、最佳阈值）如下。

首先，通过文献[129]中的方法计算出比较实验中区域增长的最佳阈值。具体地，对于 N_S 个初始种子点 S_i，计算每个 S_i 及相邻像素的灰度级的标准差，并将其命名为 σ_{S_i}。假设 σ_{mean} 是 σ_{s_i} 的均值，则：

$$\sigma_{mean} = \frac{\sum_{i=0}^{N_S} S_i}{N_S}。 \qquad (2-17)$$

其中，$\sigma_0 = (1 - \beta) \sigma_{mean}$ 代表初始最小阈值，$\sigma_{max} = (1 + \beta) \sigma_{mean}$ 代表最大阈值，σ_{mean} 表示中间阈值，构造一个从 σ_0 到 σ_{max} 的阈值序列 σ_S。在本章的研究中，$\beta = 0.5$，增量步长 $\Delta\sigma$ 为 5%。

对于每个给定的间隔 σ_S，基于区域增长方法对原始图像进行分割。相对于 σ_S 升序排列的分割区域的结果集被称为区域增长序列。序列的第一个元素 σ_0 对应于欠分割的区域增长，而序列的最后一个元素 σ_{max} 对应于过分割的区域增长。根据评估函数评估阈值序列 σ_S 中每个阈值的分割结果，并将序列中最佳分割关联的阈值 σ_{opt} 作为本章比较实验中增长的传统 3D 区域的最佳阈值。随后，实验中将上限阈值设置为 $1.5\,\sigma_{opt}$，将下限阈值设置为 $0.5\,\sigma_{opt}$。

2.8.2 参数 γ_1 和 γ_2 的设置

γ_1 用于调节空间相似度和体素值相似度的权重，γ_2 用于调整 SUV 相似度和体素值相似度的权重。当 γ_1 较大时，空间相似性权重更大，生成的超体素更加紧密；当 γ_1 较小时，生成的超体素更好地附着于结节边界，并提供了对 GGN 的模糊云边界的描述。当 γ_2 较大时，SUV 相似性调整参数所占的比例较大，由于肺结节的 SUV 与血管的 SUV 差异比较大，对 GGN 的分割结果更加理想。参数 γ_1 和 γ_2 的设置参考文献 [142，159]，在本章的研究中其在 1~10。

2.8.3 所提方法的局限性

提出的方法存在一些局限性。

①研究仅对纯 GGN 进行分割，而不考虑具有实体、部分实体或非实体的 GGN。未来将对 GGN 进行更详细的研究。

②当 GGN 包含多个连接区域时，分割方法将无法很好地工作，不过此种类型的 GGN 只占很小部分。在未来的工作中，将考虑加入部分特殊情况进行研究。

③本章提出的方法是对 2D 切片堆叠成的 3D 数据进行分割，由于设备的限制，没有直接收集 3D 数据。将来，可能会在 3D 数据中直接进行分割方法的研究。

2.9 本章小结

在本章中，提出了基于 PET/CT 的 3D 超体素区域增长方法，对 GGN 的分割展开研究。为了减少人工干预，利用 PET/CT 序列图像根据 PET 中的 *SUV* 自动定位 CT 中的最佳种子点。为了更好地描述 GGN 的模糊云状边界，提出建立模糊连通图以描述其模糊性和不确定性，作为超体素之间的模糊邻接关系的度量。以种子点为初始区域，以超体素为基本单位，以模糊连通度为度量单位，将具有相似属性的超体素合并到种子区域，将其用作新的种子区域。重复这些步骤，直至种子区域的大小不再变化或达到 3D 掩模的边界为止，最终取得 3D 分割结果。

将提出的分割方法用于合作医院采集到的经过医师诊断并且标注的 210 例患者共 1386 对肺部 PET/CT 序列切片，将本章的方法与高阈值区域增长、低阈值区域增长、最佳阈值区域增长进行对比，本章提出的方法达到了 95.61% 的 *Jaccard* 系数，并且在较短的时间即可完成分割。通过实验对比证明了所提分割方法的有效性，该方法有助于协助医师对 GGN 进行辅助分割，为进一步探索结节的特征提取奠定基础。

第 3 章 基于 DNA 甲基化的 MLW-gcForest 肺癌亚型分类模型

3.1 引言

癌症是高度异质性疾病，不同的癌症具有不同的亚型，不同的亚型对应不同的诊疗方案，癌症亚型的鉴定可以为其诊断和个性化治疗提供重要依据。在临床实践中，肺癌主要分为两大类：非小细胞性肺癌（Non-Small Cell Lung Cancer，NSCLC）和小细胞性肺癌（Small Cell Lung Cancer，SCLC）[4]。其中，NSCLC 约占 85%，又被分为肺腺癌（Lung Adenocarcinoma，LUAD）、肺鳞癌（Lung Squamous Cell Carcinoma，LUSC）和大细胞癌（Large Cell Carcinoma，LCC）。LUAD 和 LUSC 为 NSCLC 的两种主要亚型，也是所有的实体瘤亚型，其中 LUAD 占 NSCLC 的绝大部分，其始于周围的肺组织，尤其是支气管黏膜上皮组织和大支气管的黏液腺。亚型分类有助于辅助医师制定个性化诊疗方案，本章将针对发病率较高的 LUAD 展开对肺癌亚型分类的研究。

在传统的癌症亚型分类中，通常是根据医师的领域知识进行人工特征的提取，由于该过程受限于医师的经验，且特征提取的结果在很大程度上影响亚型分类的性能，这使得基于手工特征亚型分类方法的性能受到限制。近年来，机器学习和深度学习在癌症辅助诊断中受到了广泛的关注，因其较强的特征提取能力，解决了特征自动提取的问题。因此，我们可以通过人工智能等多学科交叉解决上述的分类难题，将癌症亚型分类的研究提升到新高度。本章提出了新的多层机器学习模型，融合了机器学习和深度学习的优势，有效解决 LUAD 的亚型分类问题。

3.2　相关工作

TCGA 的兴起和机器学习的发展为癌症研究提供了新思路，癌症亚型分类的传统方法是利用不同类型的基因数据或者影像信息来构建分类模型。近年来，在对癌症亚型分类的研究中，随机森林[49]、支持向量机[51,53]、决策树[54]等机器学习算法也得到了应用，机器学习算法可以提取不同亚型癌症之间的鉴别性特征。多种机器学习算法的融合也可进行癌症亚型的分类，Podolsky 等[56]利用基因表达的特性，综合了多种机器学习算法进行肺癌亚型分类。此外，机器学习算法也可以进行多类癌症的分类[50]。

将传统的机器学习模型直接应用到癌症基因上进行亚型分类的研究可能面临一些挑战。首先，基因数据的高维度的特性增加了模型训练中过拟合的风险；其次，类别不均衡在生物信息学数据中非常普遍，这增加了模型训练的困难。尽管在过去的研究中已经提出了一些模型来解决这些难题，但针对小样本生物信息学数据的可用方法仍然有限，因此需要进一步探索更准确和更可靠的模型来进行癌症亚型分类。

近年来，深度学习模型在不同的领域得到了广泛的应用[141]。深度学习模型结合多个神经元进行多层次的学习并获得相应的权重，显著地提高分类能力，其同样也被用于分类癌症亚型[142]。深度神经网络通过输入层、隐含层（提取深层次的特征）和输出层的多层结构进行学习，以提高整个模型的表征能力。研究者提出基于基因数据的深度神经网络分类器，用于癌症亚型分类[73]。Coudray 等[61]相关论著发表在 *Nature* 中，采用 Inception v3 深度模型进行迁移学习，基于 TCGA 中的病理图像来对肺癌亚型进行分类，其实验结果表明深度学习模型可以辅助病理学家分类癌症亚型。Hou 等[64]的研究对此进一步进行了验证。

基于基因数据的深度学习方法在进行癌症亚型分类的研究中，目前尚未得到规模性展开，由于深度模型的复杂性，在网络训练过程中，需要大量样本来学习网络参数。否则，容易陷入过拟合和局部最优。深度网络中超参数的初始化和调整也对模型的分类性能有重要影响，整个模型的训练过程需要较高的时间复杂度和较多的资源消耗。小样本、高维度和类别不均衡的癌症基因数据,使深度神经网络实现了稳定,但准确的癌症亚型分类仍然具有挑战性。

　　为了利用深度学习的多层学习优势并避免小样本导致的过拟合风险,南京大学周志华等[143]提出了一种新颖的结合机器学习和深度模型多层结构的深度森林模型——gcForest 模型。

3.3　gcForest 模型

　　gcForest 模型结合了机器学习算法和深度学习的思想,利用了深度学习的多层学习优势,有效地避免了由于样本量小而导致的过拟合。gcForest 模型由两个模块组成:多粒度扫描模块和级联森林模块,如图 3-1 所示。①第一个模块是多粒度扫描模块,可以提高模型的表示学习能力,类似于卷积神经网络的卷积过程。与卷积神经网络中采用不同尺寸的卷积核以获取图像中的不同尺度的感受域的空间结构相似,输入高维样本数据时,多粒度扫描结构采用滑动窗口策略将高维数据切割为多实例特征向量,这些特征向量被送入不同类型的随机森林(完全随机森林和随机森林)中经过分类获得类向量。再将这些类向量串联起来作为多粒度扫描模块的输出,多粒度扫描结构使 gcForest 模型可以提取上下文结构感知信息。②第二个模块是级联森林模块,通过组合随机森林来学习类分布特征。级联森林模块的每一层都从上一层的信息中进行学习,并将所学信息传递到下一层。每层的输出是经过不同随机森林分类后的类向量,将这类向量与第一个模块输出的类向量进行级联,把级联后的结果输入到下一个级联层中。级联森林模块的每一层都输出置信概率向量。从多个级联结构中学习到更多有鉴别性的特征,并且可以获得更准确的预测。扩展新层时,采用 k 折交叉验证来减少扩展时过拟合的风险。具体为,数据被划分为 k 折,依次选择 $k-1$ 折作为训练数据,余下的 1 折用作验证。从级联层的最后一个输出中计算出每个类别概率的平均值,将最大概率用作分类结果。如果验证集上的性能没有明显提高,则训练过程在达到最大迭代次数之前会终止。因此,gcForest 模型级联的层数是自动确定的。与大多数深度神经网络相比,gcForest 模型通过在适当的时候终止训练来适应不同规模的样本,因此该模型可以适用于不同大小的数据,而不仅是大数据。

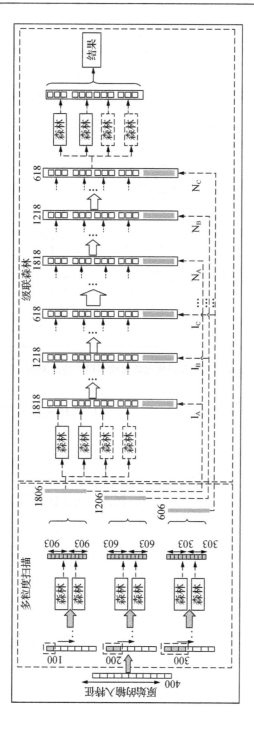

图 3-1 gcForest 模型[143]

　　图 3-2 是多粒度扫描模块滑动窗口的特征表示。对于序列数据，假设输入的样本为 400 维。第一个滑动窗口是 100 维，每次滑动一个特征，共进行 301 次扫描，每滑动 100 次获得一个新的特征向量，共生成 301 个 100 维的特征向量。假设样本分为 3 个类别，使用随机森林和完全随机森林对样本进行训练，生成的类向量拼接为 1806 维（1806 维 = 301 × 3 × 2 维）的向量。同理，当滑动窗口为 200 维和 300 维时，分别生成 1206 维（1206 维 = 201 × 3 × 2 维）和 606 维（606 维 = 201 × 3 × 2 维）类向量，将这些向量作为多粒度扫描模块的输出。

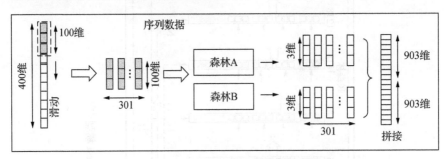

图 3-2　多粒度扫描模块滑动窗口的特征表示

　　图 3-3 为类向量的生成过程，即每个随机森林从输入到输出的过程，同样以 3 个类别为例，图中虚线显示了遍历到叶结点的路径，每棵决策树都会得到一个三维类向量，以第 1 棵树中给出的叶子节点为例，共 10 个样本，其中方块、三角形和椭圆样本数量分别为 2 个、5 个、3 个，该叶子节点的类向量为 [0.2，0.5，0.3]，同理，第 2 棵和第 3 棵树的叶子节

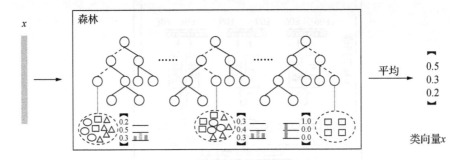

图 3-3　类向量的生成过程

点类向量为 [0.3, 0.4, 0.3] 与 [1.0, 0.0, 0.0]，样本隶属于三类的类向量比例为 [0.5, 0.3, 0.2]。

级联森林模块如图 3-1 第 2 个模块所示。首先将多粒度扫描中 100 维的滑动窗口生成的类向量（1806 维）输入到级联森林中进行训练，经过两个随机森林（虚线）和两个完全随机（实线）森林训练后，共生成 12 维的类向量（4 个随机森林，三类）。该向量与多粒度扫描阶段输出的 1806 维类向量拼接为 1818 维类向量，作为第二层的输入。同理，经过级联森林第二层的分类，同样输出 12 维的类向量，此向量与多粒度扫描阶段输出的 1206 维的类向量拼接。因此，共 1218 维的类向量作为第三层的输入。同理，级联森林第三层也输出 12 维的类向量，并将此向量与 606维的类向量（多粒度扫描中 300 维的滑动窗口生成的）拼接，作为下一层的输入。重复此过程不断扩展新层，每当生成新层时，都会在验证集中估算算法的整体性能，如果性能没有提升，扩展过程将被终止。

在一些已有的应用中，gcForest 算法比其他机器学习算法取得了更出色的性能[167]。相比于深度神经网络，gcForest 模型具有较少的超参数，在小数据集上也能进行分类和预测，与此同时，gcForest 训练过程效率高且可扩展。但是，gcForest 算法在小规模癌症基因数据分类方面的应用仍然面临以下挑战：①在标准 gcForest 算法的多粒度扫描模块中，每个随机森林对最终分类结果的贡献相等，但实际上，不同随机森林的分类能力不同。类似于不同比例的卷积核生成的不同大小的特征向量，这些大小不同的特征向量对最终分类结果产生不同的影响，多粒度扫描会生成不同尺度的特征向量。当使用这些不同尺度的特征向量来训练随机森林和完全随机森林时，训练得到的随机森林和完全随机森林的分类能力是不同的。在标准 gcForest 中未考虑这种差异性，对分类真正有用的特征没有得到应有的重视；应增加这些特征的权重，并尝试增加它们对分类结果的正的影响。减少对分类不太有用的特征的权重，以避免对分类产生负的影响。②不同大小的滑动窗口生成的特征向量对最终的分类具有不同的贡献，但是标准的 gcForest 算法没有考虑这些差异，如果可以为不同的滑动窗口赋予不同的权重，捕获更复杂和更多样的特征，则可进一步增强模型的特征学习能力并提高其在小样本数据集上的分类性能。

针对以上问题，综合考虑不同滑动窗口和不同随机森林对最终分类结果的影响，提出了多级加权深度森林模型（Multi-Weighted gcForest，MLW-gcForest），并在肺腺癌亚型分类中进行验证。MLW-gcForest 主要包括两个创新：①根据随机森林的不同的分类能力将不同的权重分配给不同的随机森林，充分利用不同随机森林之间的相互协同作用；②提出排序优选算法，为不同滑动窗口下生成的特征向量赋予不同的权重，充分利用不同滑动窗口下特征向量的互补性。提出的多级加权策略可以帮助随机森林提取更有价值和更丰富的特征，有效地提高了标准 gcForest 模型在小样本基因数据下的分类能力。

3.4　MLW-gcForest 模型

　　MLW-gcForest 在 gcForest 的基础上进行了两处改进：①根据每个随机森林的拟合质量，为不同随机森林赋予不同的权重，称为权重 α；②赋予不同滑动窗口不同的权重，以捕获更多样的特征，增强特征学习能力，称此权重为 β，并将此过程称为排序优选算法。MLW-gcForest 的基本结构如图 3-4 所示，根据每个随机森林和不同的滑动窗口的分类性能动态设置多级权重，提高癌症基因小样本数据分类的能力。

3.4.1　权重 α 的计算

　　对算法的第一处改进是权重 α 的设置，对于每个滑动窗口，使用一个随机森林和一个完全随机森林，并计算每个森林的权重 α_1 和 α_2，具体方法如下：要客观评估每个随机森林的性能，必须引入适当评价指标。

　　准确率判断的常用的指标为正确分类率，即正确分类的样本在总样本中所占的比例，但是当样本分布不均衡时，正确分类率不能很好地评估模型的分类能力。受试者工作特征曲线（Receiver Operator Characteristic Curve，ROC 曲线）是衡量模型性能并指示分类器性能的常用指标，表示敏感性和特异性之间的相互关系，为敏感性和特异性设定不同的临界值，将敏感性作为纵坐标，特异性作为横坐标来绘制曲线，反映了算法分类的准确率。在实际应用中，利用 ROC 曲线下面积（Area Under the Curve，AUC）来评价分类的性能。图 3-5 为 ROC 曲线和 AUC 示意。AUC 在 0 到 1 的范

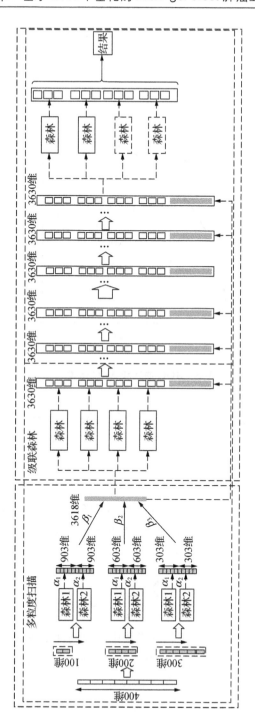

图 3-4　MLW-gcForest 的基本结构

围内定量地评价算法的分类性能。对于二进制分类任务，AUC 值如式
（3-1）所示。

$$\mathrm{AUC} = \int_0^1 \mathrm{ROC}(u)\mathrm{d}u, u \in [0,1]。 \tag{3-1}$$

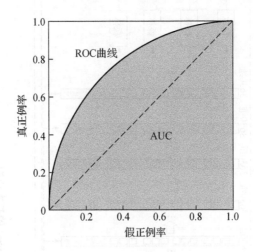

图 3-5　ROC 曲线和 AUC 示意

　　AUC 通常用于衡量二分类任务的分类效果[144]，但直接计算并不容
易。本章研究中采用文献[145]中 AUC 等量计算公式来计算，如式（3-2）
所示，假设有一个分类器 f 和一个数据集 X，分类样本包含 m 个正样本和
n 个负样本，其中 $x_i(1 \le i \le m)$ 是 f 为正样本的输出，$y_j(1 \le j \le n)$ 是 f
为负样本的输出。对于正样本，如果分类器 f 将样本分为正样本的概率大
于负样本的概率，则正样本数加 1。同理计算负样本。将两类结果除以正
样本和负样本的乘积，最终结果为 AUC 值。

$$\mathrm{AUC} = \frac{\sum_{i=1}^{m} \sum_{j=1}^{n} 1_{x_i > y_j}}{mn}。 \tag{3-2}$$

　　使用标准 gcForest 的多粒度扫描模块中的示例（如图 3-2 所示）来解
释 α_1 和 α_2 的求解过程。假设输入特征为 400 维，第一个滑动窗口为 100
维，生成 301 个 100 维的特征向量。假设样本为三类，则使用随机森林和
完全随机森林对每个样本进行训练，得到 301 个 3 维的类向量。将每个 3

维的类向量中的最大值对应的类别作为预测类别，根据式（3-2）对正确的样本数进行统计。

在多粒度扫描模块中，使用 α_1 表示随机森林的权重，α_2 表示完全随机森林的权重。对随机森林的 AUC 值进行归一化，以计算每个随机森林的权重，如式（3-3）和式（3-4）所示。

$$\alpha_1 = \frac{\mathrm{AUC}_1}{\mathrm{AUC}_1 + \mathrm{AUC}_2}, \tag{3-3}$$

$$\alpha_2 = \frac{\mathrm{AUC}_2}{\mathrm{AUC}_1 + \mathrm{AUC}_2}\text{。} \tag{3-4}$$

3.4.2　排序优选算法

由于不同尺度的滑动窗口生成的特征向量对最终分类结果有着不同的影响，本小节考虑为各个尺度的滑动窗口分配不同的权重。将权重 β 的设置过程称为排序优化算法，如图 3-6 所示。

排序优选算法过程

①输入为 N_s 和 N_w，N_s 为样本数，N_w 为滑动窗口数。M_0 是原始特征的维度，N_c 是样本类别数。对于样本 i，假设当前滑动窗口编号为 w（$1 \leqslant w \leqslant N_w$），$w$ 的大小标记为 S（$S = 100$，200，300），将原始的高维切成多实例特征向量。扫描的步长为 S_0（默认 $S_0 = 1$）。扫描后的特征向量的数量为 N_v，如式（3-5）所示。

$$N_v = \frac{M_0 - S}{S_0} + 1\text{。} \tag{3-5}$$

②通过滑动窗口扫描将 M_0 维的原始特征切分为 S 维的特征向量。生成的特征向量的数量为 N_v，每个 S 维特征向量被输入随机森林和完全随机森林中。随机森林和完全随机森林各自输出 N_c 维的类向量。从随机森林输出的类向量被拼接成 $N_v \times N_c$ 的类向量，记为 $\boldsymbol{RF}_v$；同理，从完全随机森林输出的类向量也被拼接为 $N_v \times N_c$ 维的类向量，记为 $\boldsymbol{CRF}_v$。

③$\boldsymbol{RF}_v$、$\boldsymbol{CRF}_v$ 与上一小节中求解的随机森林和完全随机森林的权重 α_1、α_2 相乘，拼接为 $2 \times N_v \times N_c$ 的类向量，向量的长度记为 L（$L = 2 \times N_v \times N_c$）。

④随机森林和完全随机森林分类模型的输出即样本属于 N_c 类中某一

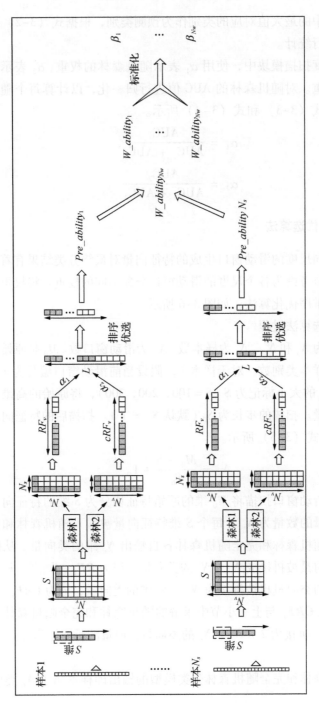

图 3-6 权重 β 的设置过程

类的置信概率。最大置信概率越接近 1，则随机森林区分样本类别的能力就越强。取前 $1/N_c$ 类向量来估计当前滑动窗口的预测能力，即近似于每个类向量中的最大值。具体操作如下：上一步中获得的 L 维的类向量按降序排序，取排序后类别向量的前 $1/N_c$，再求取其平均值。该计算近似当前样本 i 在当前窗口的预测能力 $Pre\_ability_i$，如式（3-6）所示。

$$Pre\_ability_i = \frac{\sum_{j=1}^{\frac{L}{N_c}} \text{Des}(\text{con}(\boldsymbol{RF}_v \times \alpha_1, \boldsymbol{CRF}_v \times \alpha_2))}{\frac{L}{N_c}}。 \tag{3-6}$$

其中，Des 代表降序，con 表示拼接操作。

⑤对于 N_s 个样本中的每一个，重复步骤①到步骤④，获得 N_s 个样本的预测能力，$Pre\_ability_1, \cdots, Pre\_ability_i, \cdots, Pre\_ability_{N_s}$。

⑥滑动窗口 w 的预测能力 $W\_ability_w$ 通过对 N_s 个样本的预测能力求平均值而获得，如式（3-7）所示。

$$W\_ability_w = \frac{\sum_{k=1}^{N_s} Pre\_ability_k}{N_s}。 \tag{3-7}$$

⑦重复步骤①到步骤⑥，获得每个滑动窗口的预测能力 $W\_ability_1, \cdots, W\_ability_{N_w}$。

⑧归一化 $W\_ability$，以获得每个滑动窗口的预测权重 β_w，如式（3-8）所示。获得每个窗口的权重 $\beta_1, \beta_2, \cdots, \beta_{N_w}$（图 3-6）。

$$\beta_w = \frac{W\_ability_w}{\sum_{w=1}^{N_w} W\_ability_w}。 \tag{3-8}$$

详细的算法如算法 3-1 所示。

算法 3-1　排序优选算法

输入 :N_s 样本数	N_w：滑动窗口数
For （ $w = 1; w \leqslant N_w; w ++$)	# 当前窗口
For （ $i = 1; i \leqslant N_s; i ++$)	# 当前样本

扫描之后的特征数为 N_v $N_v = \dfrac{M_0 - S}{S_0} + 1$

（M_0：原始特征数；

N_s：样本类别数；

S：滑动窗口大小；

S_0：扫描步长，默认 $S_0 = 1$）

For（$j = 1; j \leq N_v; j ++$）

　　S 维的特征向量输入随机森林中，输出类向量维度为 N_c；

　　S 维的特征向量输入完全随机森林中，输出类向量维度也为 N_c；

End For

　　拼接随机森林输出的 N_v 个 N_c 维的类向量为 $\boldsymbol{RF}_v$；

　　拼接完全随机森林输出的 N_v 个 N_c 维的类向量为 $\boldsymbol{CRF}_v$；

$\boldsymbol{RF}_v$ 和 $\boldsymbol{CRF}_v$ 与各自的权重 α_1 和 α_2 相乘；

拼接相乘后的向量（长度 $L = 2 \times N_v \times N_c$）；

降序排序上述向量；

取排序之后的前 $\dfrac{1}{N_c}$ 作为当前样本在当前窗口中的预测能力，如下式：

$$Pre\_ability_j = \dfrac{\displaystyle\sum_{j=1}^{\frac{L}{N_c}} \mathrm{Des}(\mathrm{con}(\boldsymbol{RF}_v \times \alpha_1, \boldsymbol{CRF}_v \times \alpha_2))}{\dfrac{L}{N_c}}$$

End For

$W\_ability_w$：当前滑动窗口 w 的预测能力

$$W\_ability_w = \dfrac{\displaystyle\sum_{k=1}^{N_s} Pre\_ability_k}{N_s}$$

End for

$$\beta_w = \dfrac{W\_ability_w}{\displaystyle\sum_{w=1}^{N_w} W\_ability_w}$$

输出：$\beta_1, \beta_2, \cdots, \beta_{N_w}$

从每个窗口获得的类向量与相应的权重 β_w 相乘。将加权拼接向量作为第一个多粒度扫描模块的输出，也是第二个级联森林模块的输入。使用级联森林模块来预测输入样本最终属于某个类的概率。在本章和下一章的实验中滑动窗口的个数为 3 个，即 $N_w = 3$。当该算法用于其他类型的癌症亚型分类时，如基因维度高，N_w 选择大于 3 的数，以进行更多尺度的滑动窗口的切分。

3.5 实验与结果

3.5.1 数据集及实验设置

本章对肺癌分期的研究是以肺癌中发病率较高的肺腺癌为例展开，从 TCGA（https：//portal. gdc. cancer. gov/）下载肺腺癌的 DNA 甲基化数据集，本章研究中使用的肺腺癌的 DNA 甲基化数据集是从 TCGA 下载，该数据集是通过 450 K 和 27 K 两种芯片测定得到的。实验中下载到的为Ⅲ级数据，即单样本数据集，每个样本是一个单独的文件。将下载的数据集进行整理后得到：肺腺癌总共样本数为 706 例，亚型为 4 类［bronchioid（120 例）、magnoid（83 例）、squamoid（114 例）、其他（389 例）］。其中，去除空值超过 50% 的样本，可用样本为 317 例。

在本章实验中，选择套索回归（LASSO）进行特征选择[145]，套索回归方法已成功应用于微阵列分类和基因选择。对该方法的详细介绍在本书第 4.3.1 小节中。经过特征选择之后剩余的 DNA 甲基化数据维度为 380 维。

以互斥的方式随机划分样本，其中 80% 用作训练，20% 用作独立测试。在训练阶段，同样执行十折交叉验证。将训练集划分为十折，每次选择其中九折用作训练，一折用作验证，重复该过程 10 次，直到每组数据均被用作训练和验证为止。10 个验证集的平均准确率用作算法准确率的评估。

实验中参数的设置：滑动窗口的大小为 100、200、300；级联森林中的随机森林的数量采取默认值，设置为 4，其中完全随机森林和随机森林各为 2；每个随机森林和完全随机森林中决策树的个数设置为 500。在本章讨论部分中，详细比较了决策树数量对最终分类性能的影响。实验中最大的级联层数为10层，级联森林扩展精度差为0.001。

3.5.2 与传统方法的结果对比

为了验证所提出的模型的性能，用 MLW-gcForest、gcForest 和传统的机器学习算法（SVM、KNN、LR 和 RF）分别构建肺腺癌亚型分类模型，并进行对比。ROC 曲线下面积（AUC）、准确率（Accuracy，Acc）、精确率（Precision，Pre）、召回率（Recall）和 F_1 值分别用于评估算法的性能。实验结果增加查准率和查全率曲线（Precision vs Recall，PR）来表示算法处理不均衡数据的能力。

图 3-7 显示训练集上的实验结果。图 3-7（a）为不同算法的 ROC 曲线，从结果来看，MLW-gcForest 获得最高的 AUC（0.92），略高于标准 gcForest 的 AUC（0.91），并且优于其他 4 种机器学习算法。图 3-7（b）为不同算法的 PR 曲线，观察得出 MLW-gcForest 获得的 PR 面积（0.89）大于标准 gcForest 算法（0.84）和传统机器学习。同样表明，MLW-gcForest 可以很好地处理样本的不均衡问题。图 3-7（c）为不同算法的准确率、精确率、召回率和 F_1 值，实验结果表明 MLW-gcForest 在准确率、精确率、召回率和 F_1 值等性能方面略优于 gcForest，同样优于传统的机器学习算法。

不同算法在独立测试集上的结果如图 3-8 所示。对比实验结果可知，MLW-gcForest 在测试集上同样比其他算法具有更好的性能。MLW-gcForest 算法对肺腺癌亚型分类的准确率达到 0.866，高于 gcForest 算法的 0.820 的准确率，其精确率、召回率和 F_1 值也高于改进之前的算法。

综上所述，提出的 MLW-gcForest 算法在样本量较小、维数高和不均衡类别的基因数据分类中比标准 gcForest 的分类能力更强。主要原因如下：①MLW-gcForest 算法充分考虑了不同随机森林之间的协同作用，根据不同随机森林的分类能力，赋予其不同的权重；②提出的排序优选算法选出了不同滑动窗口下生成的对最终预测结果最有价值的特征向量，并赋予这些向量更高的权重，其充分利用了不同滑动窗口下特征向量的互补性。

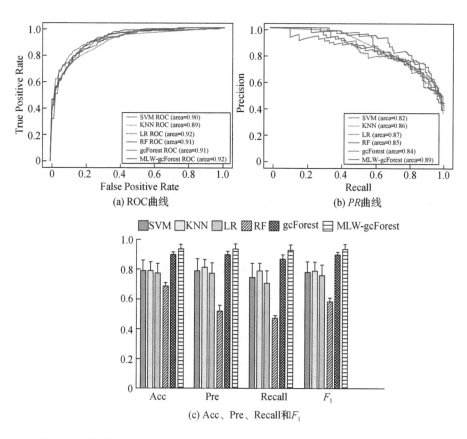

图 3-7　MLW-gcForest、gcForest、SVM、KNN、LR 和 RF 整体性能的对比

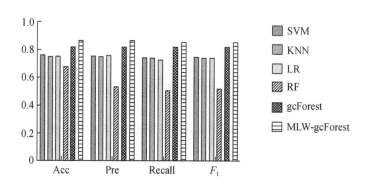

图 3-8　测试集上结果对比

3.5.3 模型处理小样本数据的能力

为了验证所提出的 MLW-gcForest 算法在小样本数据集上的性能，设置了对比实验，比较不同方法中不同比例样本的 AUC 值，如图 3–9 所示。图中结果表明，当样本比例分别为 30% 和 50% 时，即样本量分别为 95 例和 159 例，随着数据样本数量的增加，传统机器学习算法和标准 gcForest 算法的 AUC 值呈线性增加，研究表明，在几乎所有样本比例下，MLW-gcForest 算法的性能均优于标准 gcForest 算法。此外，当样本量较小时（30% 和 50%），传统的机器学习算法和标准 gcForest 算法获得的 AUC 值较低。例如，当样本比例为 30%（95 例）时，SVM 算法取得的 AUC 值为 0.62，LR 取得的 AUC 值为 0.66，RF 取得的 AUC 值为 0.69，KNN 取得的 AUC 值为 0.70，标准的 gcForest 算法取得的 AUC 值为 0.76，而提出的 MLW-gcForest 算法取得了 0.80 的 AUC 值。当样本量增加到 50%（159例）时，SVM 的 AUC 值为 0.69，而 LR、RF 和 KNN 的 AUC 值分别为 0.72、0.79 和 0.73，标准的 gcForest 算法取得的 AUC 值为 0.79，而 MLW-gcForest 算法取得的 AUC 值为 0.83。通过以上比较可知，MLW-gcForest 算法在小规模样本下的肺癌亚型中显示出良好的分类性能。

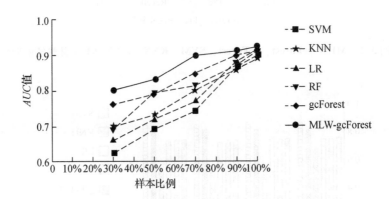

图 3–9 不同比例的样本在不同分类方法下的 AUC 值

3.5.4 模型缓解过拟合的风险

为了证明所提出的 MLW-gcForest 在缓解过拟合风险时的性能，绘制了训练集和验证集上 MLW-gcForest 与 gcForest 的 PR 曲线。图 3–10 为训练集和验证集上的不同大小样本模型分类的准确率曲线，图 3–10（a）表示 gcForest 算法在不同样本量下在训练集和验证集上分类的准确率，图 3–10（b）表示 MLW-gcForest 算法在不同样本量下在训练集和验证集上分类的准确率。标准 gcForest 在小样本中也获得了相对较好的分类准确率，例如在验证集中，当样本量仅为 100 时，gcForest 算法的准确率为 0.70，低于 MLW-gcForest（当样本量为 100 时，验证集准确率为 0.79）。标准 gcForest 在训练集和验证集上的准确率曲线在位置上相比于 MLW-gcForest 相距较远，并且验证集上标准 gcForest 的准确率比训练集上的准确率低得多，这表明标准 gcForest 仍然存在一些过拟合问题。与标准 gcForest 相比，MLW-gcForest 在验证集和训练集上的准确率曲线更接近，具有较小的差异。这表明相比于 gcForest，MLW-gcForest 可以有效地缓解过拟合。因此，进一步表明本章提出的动态多级加权策略可以更有效地缓解过拟合问题。

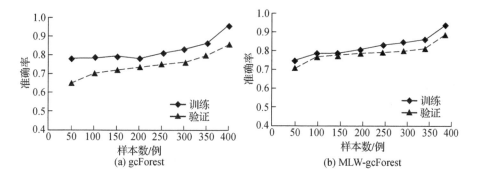

图 3–10　MLW-gcForest 和 gcForest 在训练集与验证集上的准确率曲线

3.5.5　与相关研究的性能对比

将本章提出的 MLW-gcForest 算法与相关的研究进行对比，使用文献中报道的结果进行比较。Telonis 等[51]评估了 isomiRs 的能力，并使用排名前 20% 的 isomiRs 来构建二元分类器，分类器达到 0.86 的准确率，准确率低于本章的方法。Podolsky 等[56]获得了与本章提出的算法近似的 AUC，但是这项研究使用最高的 AUC 作为最终结果。Khalifa 等[62]在最新的研究中，提出了分期肺腺癌的深度学习模型，得到了 0.848 的准确率。Yuan

等[63]对多种癌症进行分析，构建了深度学习模型进行亚型分类，得到平均 0.601 的准确率。此外，Sherafatian[54]、Pan[53]、Guo[52] 等也进行了相关研究。

与文献中提出的方法相比，提出的 MLW-gcForest 模型对肺癌亚型分类取得了更加优异的性能表现（AUC 为 0.92，准确率为 0.87，精确度为 0.86）。整个实验结果表明，与标准的 gcForest 和传统的机器学习算法相比，MLW-gcForest 可以捕获更多复杂和多样的特征，从而使该方法具有更好的癌症亚型分类能力。此外，提出的多级加权策略可以帮助深度森林提取更多有价值的多层次特征，有效提高标准 gcForest 对小样本基因数据的分类能力。gcForest 算法是传统机器学习算法和深度学习思想的融合，MLW-gcForest 算法是 gcForest 算法的改进。根据每个随机森林的分类性能和不同的滑动窗口动态设置多级权重可以缓解过度拟合的问题，并提高对小样本基因数据进行分类的能力。

3.6　讨论

3.6.1　主要参数设置

本小节对 MLW-gcForest 算法中的主要参数进行说明讨论，window 为多粒度扫描阶段滑动窗口的大小；n_mgsRFtree 为多粒度扫描阶段随机森林中决策树的数量；n_cascadeRF 为级联森林中随机森林的数量；n_cascadeRFtree 为级联森林中随机森林中的决策树的数量；cascade_layer 为级联森林中所允许的最大的级联层数；tolerance 为级联森林中成长精度差，整个级联的性能将在验证集上进行估计，如果没有显著的性能增益，训练过程将终止，各参数的设置如表 3-1 所示。

随机森林属性中最重要的是决策树的数量，为了评估算法中随机森林属性重要性的组合关系，即决策树的数量组合对分类结果产生的影响，设计对比实验来解释。在随机森林算法中，属性的组合包括多粒度扫描模块和级联森林模块中随机森林的决策树数量，图 3-11 显示了不同数量的决策树对最终的分类结果的准确率的影响。当随机森林中决策树的数量设置为 [30，101] 时，算法执行效果最差，准确率可达到 0.82。当决策树数

表 3-1　参数设置

参数	说明	设置值
window	多粒度扫描阶段滑动窗口的大小	[100, 200, 300]
n_mgsRFtree	多粒度扫描阶段随机森林中决策树的数量	500
n_cascadeRF	级联森林中随机森林的数量	4
n_cascadeRFtree	级联森林中随机森林中的决策树的数量	500
cascade_layer	级联森林中所允许的最大的级联层数	10
tolerance	级联森林中成长精度差	0.001

量设置为 [500, 500] 或 [600, 600] 时，算法执行效果最佳，准确率为 0.87。当决策树数量继续增加直到达到 [800, 800] 时，准确率反而缓慢降低，为 0.85。根据以上结果，将 [500, 500] 棵决策树用作本章的实验参数，因为随机森林中决策树个数设置为 [500, 500] 和 [600, 600] 时取得了相似的结果，但是 [500, 500] 棵决策树的时间成本和计算成本较低。

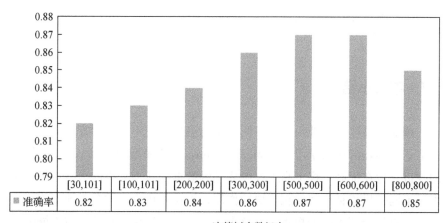

图 3-11　不同数量的决策树对最终的分类结果的准确率影响

3.6.2 不同组学数据分类性能比较

设置对比实验，解释选择 DNA 甲基化进行亚型分类的原因，从 TC-GA 获得的可公开下载多组学基因数据包括 DNA 甲基化、基因表达和拷贝数变异，使用本章提出的 MLW-gcForest 算法基于不同组学数据进行亚型分类。表 3-2 为不同类型的基因数据下 MLW-gcForest 算法对肺癌的亚型分类性能比较。该表显示，DNA 甲基化数据提供了最强的 MLW-gcForest 分类能力，准确率、精确度、召回率、F_1 值均高于基因表达和拷贝数变异，使用基因表达的分类能力仅次于 DNA 甲基化数据，拷贝数变异对肺癌亚型分类最差。因此，经过综合考虑，选择 DNA 甲基化对肺癌亚型进行分类。

表 3-2 不同类型基因数据分类性能比较

	DNA 甲基化	基因表达	拷贝数变异
准确率	0.866	0.807	0.739
精确度	0.863	0.826	0.746
召回率	0.852	0.824	0.726
F_1 值	0.857	0.825	0.736

3.7 本章小结

癌症是高度异质性疾病，不同亚型的癌症对应不同的诊疗方案。本章提出了一种新的机器学习模型 MLW-gcForest，此模型为标准 gcForest 算法的改进，旨在提高小样本高维度癌症基因数据的亚型分类能力。该模型考虑了不同随机森林之间的相互协同作用，根据随机森林的分类能力为不同的随机森林分配不同的权重。本章重点提出了排序优选算法，将不同的权重分配给不同滑动窗口，充分考虑不同滑动窗口下特征向量的互补性。实验结果表明，MLW-gcForest 算法在各种评估指标方面均优于标准的 gcForest 模型和传统的机器学习算法，这充分说明了多级加权方案的有效性。

MLW-gcForest 充分考虑了不同随机森林和不同滑动窗口的多样性与互补性，获得了更加丰富和多样化的特征信息。本章的研究同样表明，DNA 甲基化对于癌症亚型的分类信息的有效性，提出的 MLW-gcForest 对于肺癌 DNA 甲基化基因数据具有较好的分类性能。

第 4 章　基于多组学基因数据的
IMLW-gcForest 肺癌分期模型

4.1　引言

　　准确的分期为医师制定个性化的决策诊疗策略提供重要支持，肺癌分期的常用方法之一是肿瘤淋巴结转移——TNM 分期系统。TNM 分期是基于原发性肿瘤特征（T）、淋巴结侵袭程度（N）和是否存在转移（M）而实现的。T 表示原发性肿瘤，T0 表示没有原始肿瘤，T1～T4 依次表示随着肿瘤体积的增大，邻近组织的受牵连情况。N 代表淋巴结的受侵袭情况，N0 表示淋巴结未受侵袭情况，N1～N3 分别表示淋巴结受侵袭程度。M 代表是否存在远处转移，M0 表示无远处转移，M1 表示有远处转移。

　　近年来，研究人员通过先进的人工智能模型来实现肺癌的自动分期。他们利用机器学习算法处理组学基因数据来实现肺癌的分期[146]，或者构建深度学习模型进行肺癌的分期[147]。本章提出一种适用于多组学基因数据的机器学习模型（IMLW-gcForest）以解决肺癌分期问题，该模型在小样本、高维度下的基因数据时发挥作用，有助于提高肺癌分期结果。

4.2　相关工作

　　近年来，对肺癌分期的研究从不同的角度开展，主要基于 PET/CT 影像学或基因组学的方法来对肺癌进行分期。研究者采用 PET/CT 对肺癌进行分期，通过将 PET/CT 的结构影像和功能影像组合，提高肺癌分期准确率。Moitra 等[166]提出将深度卷积神经网络和递归神经网络结合来实现对非小细胞肺癌进行自动分期诊断。

　　基因测序技术的日趋成熟，使利用基因数据对肺癌进行分期已成为可能。Li 等[66]提出了一种利用 DNA 微阵列（一种高通量的基因表达谱分析技术）并结合随机森林和支持向量机的方法进行肺腺癌分期的方法。San-doval 等[148]对 DNA 甲基化进行特征提取，将非小细胞肺癌 I 期的患者进一步细粒度分类为高危患者和低危患者。以上研究表明，基因表达和 DNA 甲基化等基因数据在肺癌分期中具有重要作用。

随着新的测序技术的发展，科研工作可以从多组学基因数据的角度展开对肺癌的分期，Zhang 等[72]提出结合基因表达、DNA 甲基化和拷贝数变异，采用统计学方法来对肺鳞癌进行分期，研究结果验证了多组学基因数据获得的分期结果优于任何一种单独基因数据的效果。

第 3 章提出的 MLW-gcForest 是在 gcForest 模型的基础上针对亚型分类进行的改进，然而提出的 MLW-gcForest 仅针对单组学 DNA 甲基化数据，所以不能直接利用该模型进行分期。鉴于以上原因，本章综合 DNA 甲基化、基因表达和拷贝数变异数据，提出 IMLW-gcForest，通过多组学基因数据并充分利用不同基因数据之间的互补性，实现对肺腺癌的准确分期。

4.3　IMLW-gcForest 模型及多组学决策融合

4.3.1　多组学基因数据预处理

将 TCGA 中肺腺癌的多组学基因数据（基因表达、拷贝数变异和 DNA 甲基化）根据病例 ID 进行匹配。由于不同的基因数据之间存在较大的差异性，因此对每种数据分别采取不同的预处理步骤。具体处理过程如下。

多组学基因数据的处理方法有以下几种。①处理数据缺失值：对于一行或一列缺失值超过 50% 的情况，采取直接删除该行或者该列的方法；对于一行或一列有缺失值并且小于 50% 的情况，采取用上下两行或前后两列的中位数进行填充的方法。②数据归一化：采用 Z-score 标准化方法对多组学基因数据进行归一化。Z-score 标准化方法用于将不同分布的数据转换为具有相同均值和标准差的标准正态分布。对于基因表达数据，将其离散化到 1、0、−1，其中 1 表示高表达，0 表示正常表达、−1 表示低表达。对于拷贝数变异数据，将其离散化到 2、1、0、−1、−2，其中

2 代表高水平扩增，1 代表拷贝数增加，0 表示无变化，－1 表示半合子缺失、－2 表示纯合子缺失。对于 DNA 甲基化数据，只需根据 Z-score 进行标准化，而无须进行离散化。

癌旁数据的筛除：对于 TCGA 中的数据，很多样本对应两个名称，如 TCGA-XX-XXXX-01、TCGA-XX-XXXX-11，其中以 01 为后缀的是正常癌症数据，以 11 为后缀的是癌旁数据，本章研究中删除了所有的癌旁数据，并将不同组学的样本名称进行了一一对应。

本章使用的 TCGA 肺腺癌数据集中，DNA 甲基化数据的特征维度为 485577，基因表达的特征维度为 60483。对于高维小样本数据，直接利用它们来建立分期模型通常是困难的。因此，采取适当的特征选择方法去除冗余特征，并保留最具鉴别价值的特征，为准确构建肺癌分期模型奠定基础。

在本章及第 3 章的实验中，均采用 LASSO 回归进行特征选择[145]，LASSO 回归属于嵌入式特征选择方法，是使用基于范式惩罚的回归求解式（4-1）和式（4-2）的最佳解。

$$\arg\min_{\delta}\Big\{\sum_{i=1}^{n}\big(y_i - \delta_0 - \sum_{j=1}^{r} x_{ij}\,\delta_j\big)^2\Big\}, \qquad (4\text{-}1)$$

$$\text{subject to} \sum_{j=1}^{r} |\delta_j| \leqslant z。 \qquad (4\text{-}2)$$

其中，r 是数据的特征数，n 是样本数，δ_j 是第 j 个变量的回归系数，z 是约束值，即回归系数 δ_j 的范式惩罚，z 的值可以从 0 到无穷大，当 z 较小时，一些影响较小的变量系数被压缩为 0，删除这些变量以实现特征的选择。反之，当 z 足够大时，它不再构成实际约束，即选择了所有特征属性。

Lasso 算法使用 Python 3.6 实现，采用 scikit-learning 的 0.19.1 版本，其中参数都使用其默认值。

4.3.2　IMLW-gcForest

由于肺腺癌复杂的发病机制，为解决其分期问题，在上一章构建的 MLW-gcForest 算法的基础上对其做了进一步的研究和改进。针对采集到的肺腺癌的样本，将其分为三期，将上一章中为不同随机森林分配权重的方法——求解 α 的过程进行了优化，算法的思想和具体过程如下。

假设使用基因数据来对肿瘤进行二分类。P_{ij} 表示第 i 个样本被分为第 j 类的概率，$j = 1, 2$。（P_{i1}，P_{i2}，$P_{i1} > 0$，$P_{i2} > 0$，$P_{i1} + P_{i2} = 1$）。假设 P_{i1} 大于给定的阈值 T，则将第 i 个样本归为第一类，否则将其归为第二类。C_1 表示模型可以正确分类第一类的概率（将第一类样本正确分类为第一类的概率，通常称为敏感性）。C_2 表示模型正确分类第二类的概率（将第二类样本正确分类为第二类的概率，通常称为特异性）。通过阈值 T 的变化相应地求得这两个类别的正确分类概率（C_1，C_2），即为通常意义上的二维 ROC，一般 C_1、C_2 可以描述为函数关系 $C_2 = f_1(C_1)$，从而即可表示为 $\text{AUC} = \int_0^1 f_1(C_1) \, \mathrm{d}\, C_1$。在本书第3.3节中已经提到。

将二分类的情况扩展至多分类，以多流式超体积（Hypervolume Under Multi-flow，HUM）[149] 评估模型的多分类能力。多分类的规则：对于 N 个类别，决策规则 $P_1, P_2, P_3, \cdots, P_N > 0$，且 $P_1 + P_2 + \cdots + P_N = 1$，每个 P 值都表示存在于相应类别中的可能性。假设 N 个样本分别来自 N 个类别，对于第 j 个样本（$j = 1, 2, 3$），其概率估计向量为 $P_{j1}, P_{j2}, P_{j3}, \cdots, P_{jN}$。将类标签向量进行编码后，可以表示为向量 $\theta_1 = (1, 0, 0, \cdots, 0)$，$\theta_2 = (0, 1, 0, \cdots, 0)$，$\cdots$，$\theta_N = (0, 0, 0, \cdots, 1)$，其中 θ_1 表示样本的类别标签为第一类，其他依次类推。将 N 个样本分别归类为某个类别 $k_1, k_2, \cdots, k_N$，若某种分配方案下，$[P_{j1} - \theta_{k_1}]^2 + [P_{j2} - \theta_{k_2}]^2 + \cdots + [P_{jN} - \theta_{k_N}]^2$ 的值最小，$k_1 \neq k_2, \cdots, \neq k_N$，其中 $[.]$ 表示欧式距离，则 $j_1, j_2, \cdots, j_N$ 被正确分类。如果所有样本都被正确分类，则分类正确率（CR）$(P_{j1}, P_{j2}, \cdots, P_{jN}) = 1$，否则 $CR(P_{j1}, P_{j2}, \cdots, P_{jN}) = 0$。其 $Pr\{CR(P_{j1}, P_{j2}, P_{j3}) = 1\}$ 的概率值即为评估模型的多分类能力 HUM。

假设样本总共有 N 个类别，采用某个分类模型对这些样本进行分类，将 N 个类别正确分类的概率分别为 $P_1, P_2, \cdots, P_N$，且 $P_k = f_{k-1}(P_1, \cdots, P_{k-1})$，Scurfied 提出的 HUM 定义如下：

$$HUM = \int_0^1 \int_0^{f_1(P_1)} \cdots \int_0^{f_{k-1}(P_1, P_2, \cdots, P_{k-1})} f_{k-1}(P_1, P_2, \cdots, P_{k-1}) \, \mathrm{d}\, P_{k-1} \cdots \mathrm{d}\, P_2 \mathrm{d}\, P_1。$$

$$(4-3)$$

本章的研究中采集到的肺腺癌样本总共分为三期，即为三分类问题，所以对式（4-3）可以采用当类别数为三类时的变体，其公式如下：

$$HUM = \int_0^1 \int_0^{f_1(P_1)} f_2(P_1, P_2) \mathrm{d}\, P_2 \mathrm{d}\, P_1 \, 。 \tag{4-4}$$

三分类下的 HUM 的示意如图 4-1 所示。虽然可以采用式（4-4）直接计算 HUM 的值，但是双重积分的计算过程比较复杂。本章采用 Dreisetl 等[131]提出的等效计算公式来对 HUM 进行求解。假设样本总共分为三类，样本数分别为 n_1, n_2, n_3，首先从每个类别中各取一个样本，这 3 个类别所取的样本的概率向量可以组成集合 $(P_{1j_1}, P_{2j_2}, P_{3j_3})$。若所取的样本均被正确分类，则 $CR(P_{1j_1}, P_{2j_2}, P_{3j_3}) = 1$，否则 $CR(P_{1j_1}, P_{2j_2}, P_{3j_3}) = 0$。则式（4-4）中的 HUM 公式的等价形式为：

$$HUM = \frac{1}{\prod_{h=1}^{3} n_h} \sum_{j_1=1}^{n_1} \sum_{j_2=1}^{n_2} \sum_{j_3=1}^{n_3} CR(P_{1j_1}, P_{2j_2}, P_{3j_3}) \, 。 \tag{4-5}$$

最终，采用式（4-5）来评估在三分类下随机森林模型的分类性能，以此作为本章算法中求解 α 的方法。

本章中，随机森林和完全随机森林的分类能力采用上述多分类的评估指标，从而分别计算得出其多流式超体积 HUM_1 和 HUM_2。然后，将 HUM_1

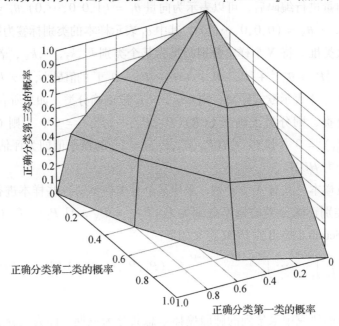

图 4-1　HUM 示意

和 HUM_2 标准化来计算每个森林的权重，如式（4-6）和式（4-7）所示。

$$\alpha_1 = \frac{HUM_1}{HUM_1 + HUM_2},\tag{4-6}$$

$$\alpha_2 = \frac{HUM_2}{HUM_1 + HUM_2}\circ\tag{4-7}$$

最终，在第 3 章中提出的 MLW-gcForest 算法的基础上，将求解随机森林和完全随机森林的权重 α 的方法替换为上述方法，排序优选算法仍然采用第 3.4.2 节中所述的方法，得到改进的 MLW-gcForest 算法，即 IM-LW-gcForest 算法。

4.3.3 多组学模型决策级融合

本章提出融合多组学基因数据实现对肺腺癌准确的分期诊断。具体的，利用多组学的肺腺癌基因数据（DNA 甲基化、基因表达和拷贝数变异）分别训练 IMLW-gcForest 模型，并执行决策级融合，进行肺腺癌的分期。多组学模型的决策融合结果如图 4-2 所示，主要分为以下 3 个过程：

①根据第 4.3.1 小节中的预处理方法对 DNA 甲基化、基因表达和拷贝数变异数据进行预处理；

②使用预处理后的三类数据集来训练 IMLW-gcForest 模型；

③将 3 个训练完成的 IMLW-gcForest 模型进行决策级融合，获得最终的分期结果。

决策级融合的基本思想是结合多个模型的结果，共同决定样本属于哪个类别。在本章的研究中，对多个模型的决策融合是对多个模型的分类结果进行加权投票来完成的。假设每个分类模型 h_p 从类别标签集 $\{class_1, class_2, \cdots, class_C\}$ 中预测一个类别标签，预测的输出结果用 C 维的类向量 $(h_p^1(x); h_p^2(x); \cdots; h_p^C(x))$ 表示，其中 $h_p^q(x)$ 是 h_p 在类别 q 上的输出，如 $(0.12, 0.33, \cdots, 0.45)$ 分别表示在各个类别上的输出概率。因此，不同类型的模型可以产生不同类型的输出值 $h_p^q(x)$，其中（$h_p^q(x) \in [0,1]$）。加权投票可以用式（4-8）表示：

$$H(x) = class_{argmax_q} \sum_{p=1}^{m} \gamma_p h_p^q(x)\circ\tag{4-8}$$

其中，m 是组学数，γ_p 是实验结果中单组学 p 的影响度，其中 $\gamma_{Methylation}$ +

γ_{RNA} + γ_{CNV} = 1。$\gamma_{Methylation}$、γ_{RNA} 和 γ_{CNV} 是由每种类型的数据（DNA 甲基化、基因表达和拷贝数变异）的预测准确率归一化之后获得的，如式（4–9）所示。

$$\gamma_p = \frac{Acc_{m_p}}{\sum_{i=1}^{m} Acc_{m_i}}。 \tag{4-9}$$

其中，m_p 是组学 p 训练的模型。

最后，对 3 个训练过的 IMLW-gcForest 模型进行加权投票来获得最终的分类结果，如图 4–2 所示。

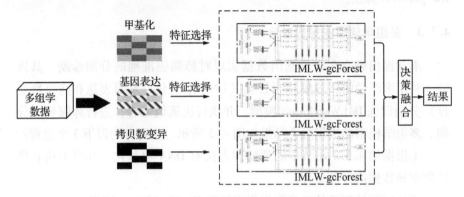

图 4–2   IMLW-gcForest 模型在多组学基因数据中的决策融合

对于算法中各个权重的计算过程而言，分别采用 3 种单组学基因的训练数据集来训练 IMLW-gcForest，模型中权重 α、β 是在训练过程中自适应得到的。对于融合 3 种组学数据的 IMLW-gcForest 的决策级加权融合的权重，根据不同组学参数配置下获得的准确率，准确率遍历权重调节参数 $\gamma_{Methylation}$、γ_{RNA} 和 γ_{CNV}，当在某种组合下算法获得了最优值时，$\gamma_{Methylation}$、γ_{RNA} 和 γ_{CNV} 即为最优权重。最终，经过上述步骤获得了各个最优的模型权重系数。

4.4   实验与结果

4.4.1   数据集和实验设置

为了评估 IMLW-gcForest 算法对肺腺癌的分期性能，本章研究同样采用 TCGA 数据集，并且将第 3 章工作中基于 DNA 甲基化的研究扩展到多组学基因数据。从 TCGA（https：//portal. gdc. cancer. gov/）下载肺腺癌的 DNA 甲基化数据、基因表达数据、拷贝数变异数据和相应的临床数据。甲基化为表观遗传修饰的一种形式，在 DNA 序列不变的情况下，可以改变其遗传表观。基因表达数据是针对转录组进行的高通量的测序技术。拷贝数变异是基因突变的一种形式，可能影响细胞生长、增殖、凋亡。临床数据中的分期字段被应用于提取肺腺癌样本的分期信息。

在排除没有临床分期和特征值超过 50% 的空白值的样本后，其余的样本按照第 4.3.1 小节的预处理的方式进行处理，样本具有 485 577 列 DNA 甲基化特征值，60 483 列 RNA 特征值和 39 列拷贝数变异特征值（所有值均与删除空值后的有效数据列相对应）。特征选择采用第 4.3.1 小节中的 LASSO 方法，并在 ［0，1］ 的范围内调整了超参数 alpha，以 0.01 为步长进行搜索，在本章实验中，alpha 设置为 0.05 时，可保证选择出的特征最具有鉴别性。经过最终选择之后，DNA 甲基化特征为 340 列，RNA 特征为 320 列，拷贝数变异的特征仅为 39 列。由于拷贝数变异的特征数量较少，无须对其进行特征选择。经过特征选择之后，获得了 155 例 Ⅰ 期数据，243 例 Ⅱ 期数据，41 例 Ⅲ 期数据和 16 例 Ⅳ 期数据。第 Ⅳ 期的样本与前三期样本相比太少，导致样本之间的极端不平衡；因此，将第 Ⅳ 期的样本合并到第 Ⅲ 期。少量样本不同时具备 3 个组学的数据，因此排除数据不完整的样本，最终，获得了 369 例多组学基因数据的肺腺癌样本，将其作为本章研究的数据集。

嵌套交叉验证被用于训练和测试模型，它是 K - 折交叉验证的 "多次测量求平均"。与标准交叉验证相比，嵌套交叉验证可以实现对模型性能的几乎无偏估计。嵌套交叉验证的过程分为外循环和内循环，如图 4-3 所示。内循环用于执行参数调整，而外循环用于计算模型性能的最终误差估计。以互斥的方式将数据集分为十折。每次选择其中九折执行内循环（内循环执行标准的十折交叉验证），余下的一折用作测试，此过程为外循环。外循环重复 10 次，直到每一折都做过测试集。因此，获得了 10 个测试结果。从嵌套的十折交叉验证中计算 10 个测试结果的平均值。

内循环同样执行标准的十折交叉验证。也就是说，用于执行内部循环的数据同样分为十折，其中九折进行训练，另一折用于验证。重复此过程

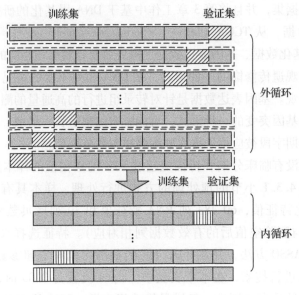

图 4-3   嵌套交叉验证

10 次，直到每一折都做过测试集。此外，在执行内循环时，如果训练集上的错误率持续降低，但验证集上的错误率停止减少，则训练过程在达到最大次数之前会提前终止，避免过拟合。

综上所述，在多组学基因数据中以嵌套交叉验证的方式训练 IMLW-gcForest 模型，然后执行决策融合。在 IMLW-gcForest 模型中，随机森林和完全随机森林使用 300 棵决策树，本章对不同决策树的数量对结果的影响进行了深入的探讨和比较。

为了与现有算法进行比较，使用不同的机器学习算法，如 SVM、KNN、LR、RF、gcForest 和 IMLW-gcForest，基于基因表达、DNA 甲基化、拷贝数变异和多组学基因数据构建肺腺癌分期模型，用常用的指标（AUC、准确率、精确度、召回率和 F_1）来评估算法的性能。

4.4.2   基于基因表达、DNA 甲基化、拷贝数变异的肺腺癌分期模型

为了评估 IMLW-gcForest 算法的性能，使用 IMLW-gcForest、gcForest 和传统的机器学习算法从不同组学数据角度构建肺腺癌分期模型。通过嵌套交叉验证得到基于 DNA 甲基化、基因表达和拷贝数变异的不同算法的

分类性能，如图 4-4 所示。图 4-4（a）至图 4-4（c）分别为 DNA 甲基化在不同算法下的 ROC 曲线、准确率和召回率。图 4-4（d）至图 4-4（f）分别为基因表达在不同算法下的 ROC 曲线、准确率和召回率。图 4-4（g）至图 4-4（i）分别为拷贝数变异在不同算法下的 ROC 曲线、准确率和召回率。从图中得出，3 个组学数据集上 IMLW-gcForest 算法的 AUC 值都高于其余算法的 AUC 值。IMLW-gcForest 在 DNA 甲基化的分类中取得的 AUC 最高，达到 0.89，在基因表达和拷贝数变异的分类中 AUC 分别为 0.82 和 0.81。3 个组学基因数据在不同算法下的分类准确率结果分别显示于图 4-4（b）、图 4-4（e）、图 4-4（h）中。召回率结果分别显示于图 4-4（c）、图 4-4（f）和图 4-4（i）中，IMLW-gcForest 算法的准确率和召回率高于对比的机器学习算法。

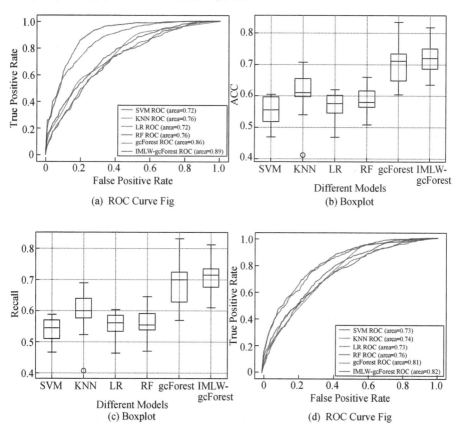

(a) ROC Curve Fig　　　　　　　　(b) Boxplot

(c) Boxplot　　　　　　　　(d) ROC Curve Fig

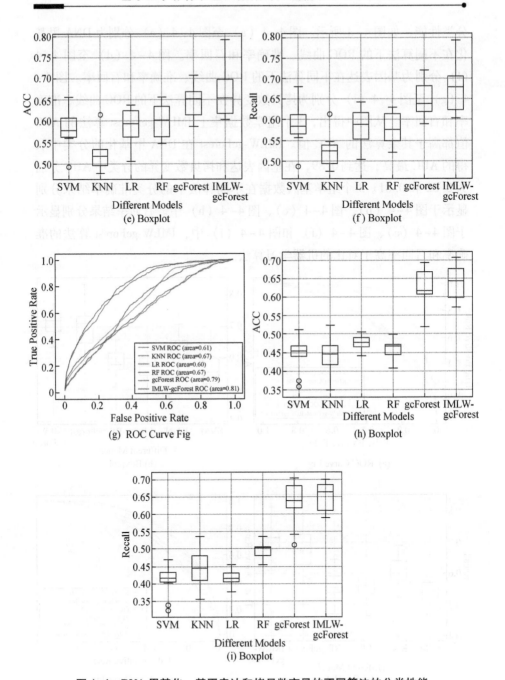

图4-4　DNA 甲基化、基因表达和拷贝数变异的不同算法的分类性能

此外，将 IMLW-gcForest 的精确度和 F_1 值与其他算法进行了比较，结果如表 4-1 所示。本章的算法对 DNA 甲基化的分类精确度为 0.771，F_1 值为 0.767，高于标准 gcForest 的精度（精确度和 F_1 值分别为 0.715 和 0.709）。在其他两个组学（基因表达和拷贝数变异）下进行分类的结果中，同理得出 IMLW-gcForest 的精确度也始终优于 gcForest，并且 IMLW-gcForest 和 gcForest 算法对肺腺癌的分期性能优于传统机器学习算法。

结果表明，深度森林模型（IMLW-gcForest 和 gcForest）可以捕获更复杂和更多样化的特征，更适合于小样本高维度数据的分类。此外，提出的多级加权策略可以帮助深度森林模型提取更多有价值的多层次的特征，从而有效提高标准 gcForest 在面对小样本基因数据上的分类能力。

表 4-1　不同方法在不同组学基因数据下的性能对比

算法	DNA 甲基化		基因表达		拷贝数变异	
	精确度	F_1	精确度	F_1	精确度	F_1
SVM	0.524	0.519	0.552	0.558	0.427	0.434
KNN	0.584	0.605	0.533	0.528	0.460	0.466
LR	0.575	0.572	0.609	0.603	0.446	0.486
RF	0.606	0.618	0.611	0.602	0.512	0.557
gcForest	0.715	0.709	0.634	0.643	0.616	0.628
IMLW-gcForest	0.771	0.767	0.659	0.669	0.675	0.677

4.4.3　基于多组学基因数据的肺腺癌分期模型

基于多组学基因数据在不同的分类算法下构建肺腺癌的分期模型，以验证所提出的 IMLW-gcForest 模型在整合多组学基因数据、构建肺腺癌分期模型中的性能。除了绘制 ROC 曲线和计算 AUC 外，还计算了嵌套交叉验证的多组学基因数据在不同算法中的性能比较，如图 4-5 所示，其中图 4-5（a）表示 ROC 曲线，图 4-5（b）表示准确率。IMLW-gcForest 获得了 0.96 的 AUC 和 0.92 的准确率，均高于标准 gcForest 算法（AUC = 0.90，准确率 = 0.85），也远高于传统机器学习算法。

表 4-2 为 IMLW-gcForest 和其他算法的精确度、召回率和 F_1 值，分别

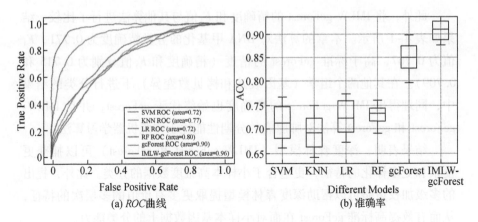

(a) ROC曲线　　　　　　　　　(b) 准确率

图4-5　多组学基因数据在不同算法中的性能比较

达到0.896、0.882和0.889，高于标准 gcForest 算法（精确度 = 0.764、召回率 = 0.795、F_1 = 0.779）。实验结果进一步表明，使用多组学基因数据进行肺腺癌分期时，IMLW-gcForest 和 gcForest 的性能明显高于其他传统的机器学习算法，因为其可以捕获更复杂和更多样化的特征。

表4-2　不同分类算法对多组学基因数据分期模型的精确度、召回率和 F_1 值

算法	精确度	召回率	F_1
SVM	0.674	0.664	0.669
KNN	0.664	0.646	0.655
LR	0.675	0.669	0.672
RF	0.706	0.730	0.718
gcForest	0.764	0.795	0.779
IMLW-gcForest	0.896	0.882	0.889

对结果进一步进行分析，综合多组学基因数据下 IMLW-gcForest 模型的决策级融合策略有效地提高了肺腺癌分期的准确率，不仅使深度森林能够提取出更多有价值的特征，而且通过改进的多级加权策略识别高级别特征，也有效利用了不同类型基因数据之间的协同性和互补性。

4.4.4　多组学基因数据模型和单种基因数据模型的比较

为了验证提出的模型在多组学基因数据中可以获得更出色的分类性能，使用 3 种单组学和多组学基因数据在 IMLW-gcForest 下构建肺腺癌的分期模型并进行性能的对比。绘制 ROC 曲线，计算嵌套十折交叉验证下不同组学数据之间的 AUC 值，如图 4-6 所示。与预期假设类似，相比于单组学数据，使用多组学基因数据时 IMLW-gcForest 算法取得了更好的分类性能，达到了 0.96 的 AUC 值。表 4-3 显示了不同组学数据集下嵌套 10 倍交叉验证对肺腺癌分期模型的准确率、精确度、召回率和 F_1 值。结果表明，IMLW-gcForest 在多组学基因数据中具有更好的分类性能（准确率 = 0.908，精确度 = 0.896，召回率 = 0.882，F_1 = 0.889），多组学基因数据的决策融合有效地提高了肺腺癌分期的准确率。这表明与仅使用单组学数据相比，提出的 IMLW-gcForest 模型整合多组学基因数据，能够显著地提高肺腺癌分期的准确率。

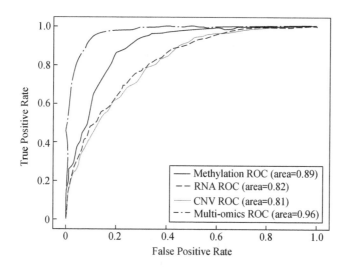

图 4-6　不同组学基因数据下分类的性能比较

表4-3　肺腺癌在不同组学基因数据中基于 IMLW-gcForest 的分期性能比较

基因数据	准确率	精确度	召回率	F_1
DNA 甲基化	0.751	0.771	0.763	0.767
基因表达	0.689	0.659	0.679	0.669
拷贝数变异	0.645	0.675	0.677	0.677
多组学基因数据	0.908	0.896	0.882	0.889

　　为了比较 IMLW-gcForest、gcForest 和机器学习算法在构建分期模型时对不平衡数据的分类性能，针对不同的分类方法在 3 种单组学和多组学基因数据中分别绘制了 PR 曲线，如图 4-7 所示。其中图 4-7（a）为基于DNA 甲基化数据下分类的 PR 曲线，图 4-7（b）为基于 RNA 数据下分类

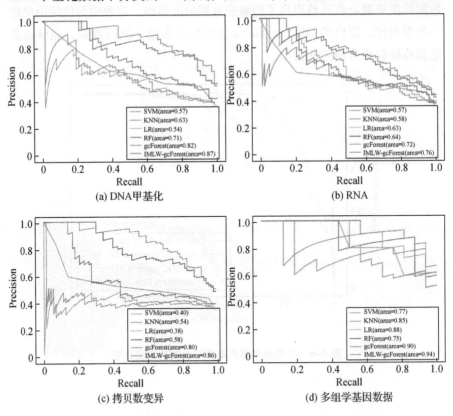

(a) DNA甲基化　　　　　　　　　　(b) RNA

(c) 拷贝数变异　　　　　　　　　　(d) 多组学基因数据

图 4-7　在不同组学数据集上不同方法的 PR 曲线（见书末彩插）

的 PR 曲线，图 4-7（c）为基于拷贝数变异下分类的 PR 曲线，图 4-7
（d）为多组学基因数据下分类的 PR 曲线。实验结果表明，在各种单组学
基因数据下，IMLW-gcForest 算法中 PR 曲线线下面积均大于 gcForest 算
法，并且均高于传统的机器学习算法。这进一步验证了提出的假设，gc-
Forest 算法的加权优化显著增强了其处理不平衡样本时的分类性能。

4.4.5　模型在小样本数据集上的有效性

　　为了验证 IMLW-gcForest 在小样本数据集上的性能，设置了对比实
验，采用 3 种不同的单组学数据集和多组学数据集在不同样本比例下评估
肺腺癌分期的 AUC 值。实验结果如图 4-8 所示。

　　从对比结果中得出，传统的机器学习算法在小样本中的分类结果较
差，而 gcForest 算法的分类结果要优于传统的机器学习算法。例如，在多

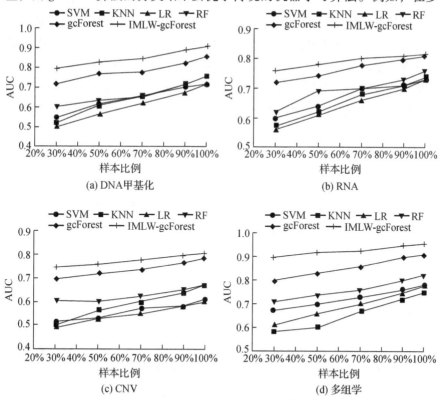

图 4-8　在不同组学数据集中，通过多种方法对不同样本比例的 AUC 值进行评估

组学基因数据集中，当采用 30% 的样本构建模型时，KNN 算法仅取得 0.59 的 AUC 值，RF 也仅取得 0.71 的 AUC 值，而 gcForest 算法可取得 0.8 的分类 AUC 值。进一步对比可知，在小样本中，IMLW-gcForest 算法 优于标准 gcForest 算法和传统机器学习算法，用同样的多组学基因数据和 样本量构建模型时，IMLW-gcForest 算法取得了 0.9 的分类 AUC 值，而标 准的 gcForest 算法取得 0.8 的分类 AUC 值。综合分析，与 gcForest 相比，IMLW-gcForest 算法显著提高了小样本基因数据的分类能力。

4.4.6   模型防止过拟合的能力

为了证明与标准 gcForest 相比，改进的算法可以有效降低过拟合的风 险，建立了对比实验，在不同样本中，比较 IMLW-gcForest 和 gcForest 在 训练集和验证集中的准确率，如图 4-9 所示。从图中可以看出，对于标 准的 gcForest 算法，训练集和验证集之间的准确率差异较大，尤其是在小 样本情况下，这种差异甚至达到了 0.1。标准 gcForest 在小样本基因分类 下存在一定的过拟合。但是，改进的 MLW-Forest 在不同样本大小下的训 练集和验证集之间的精度差异很小，这表明改进的 MLW-Forest 在一定程 度上降低了过拟合的风险。因此，本章提出的动态多级加权策略有效地降 低了过拟合的风险。

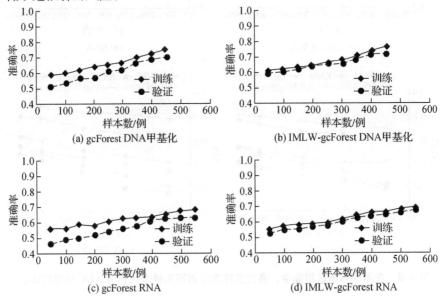

(a) gcForest DNA甲基化   (b) IMLW-gcForest DNA甲基化

(c) gcForest RNA   (d) IMLW-gcForest RNA

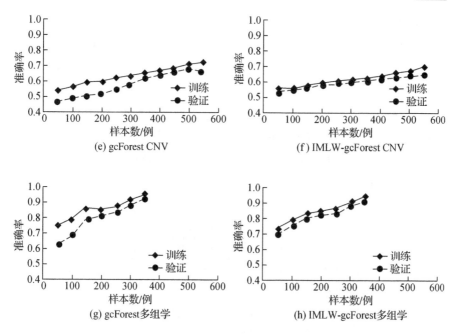

图4-9　IMLW-gcForest 和 gcForest 在不同样本下在训练集和验证集中的准确率

4.5　讨论

在构建肺腺癌分期模型的过程中，当使用单种基因数据时 DNA 甲基化具有最强的鉴别能力。与单种基因数据相比，基于多组学基因数据的 IMLW-gcForest 算法具有更好的分类性能。在肺腺癌的分期过程中，IM-LW-gcForest 模型和 gcForest 模型均优于传统的机器学习算法。这一现象的原因在于，深度森林模型（IMLW-gcForest、gcForest）可以通过多粒度扫描和级联结构学习到更多有价值的特征。此外，在大多数肺腺癌数据集中，IMLW-gcForest 模型的表现优于标准 gcForest。

本节将从随机森林中决策树的数量设置和整个 IMLW-gcForest 对小样本数据的分类能力两个方面进行讨论。

4.5.1　不同加权策略下模型的性能对比

为了比较不同加权策略的有效性，本节分析了不同加权策略（未加权即标准 gcForest)、仅加权 α、仅加权 β、加权 α 和 β（IMLW-gcForest）中单种基因数据与多组学基因数据分类的 AUC 值，结果如图 4–10 所示。实验结果表明，仅加权重 α 和仅加权重 β 获得的 AUC 值均高于标准 gc-Forest，这表明为不同的随机森林加权重和为不同滑动窗口加权重均有助于提高分类能力。进一步分析可知，通过添加多级权重（IMLW-gcForest）获得的 AUC 高于单加权重 α 或单加权重 β。结果验证了提出的多级加权策略可以帮助深度森林提取更多有价值和更丰富的特征，从而有效地提高模型在小样本基因数据中的分类能力。

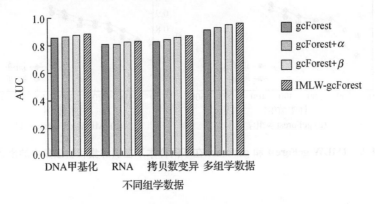

图 4–10　不同加权策略下分类性能的比较

4.5.2　随机森林中决策树的数量设置

本小节详述了在分期模型构建过程中选择 300 棵决策树的原因。本小节进行了对比实验，以确定实现最佳的分期结果时随机森林所需的决策树的数量，如图 4–11 所示。对比各个单组学数据下的实验结果，使用 RNA 时决策树的数量改变对实验结果的影响最小［图 4–11（b）］，使用 DNA 甲基化［图 4–11（a）］和拷贝数变异［图 4–11（c）］时决策树的数量变化对实验结果的影响较大。对于 DNA 甲基化和拷贝数变异数据，当算法中的决策树数默认设置为［30，101］棵时（多粒度扫描模块中决策树数设置为 30 棵，而级联森林模块的决策树数设置为 101 棵），分类结果性能较差。当决策树数设置为［300，300］棵或［500，500］棵时，算法取得较好的分类性能。

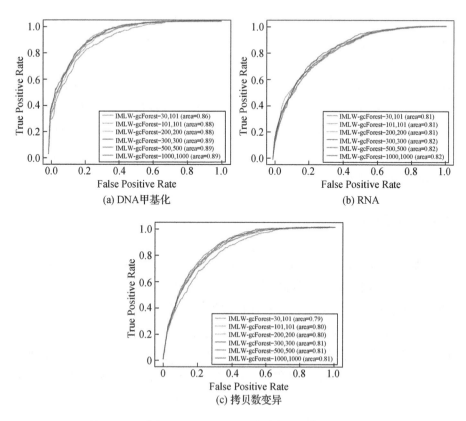

图 4-11　对比 IMLW-gcForest 模型中随机森林中决策树
个数变化对实验结果的影响（见书末彩插）

　　根据以上比较结果，选择［300，300］作为最终实验参数：尽管
［300，300］棵和［500，500］棵取得了相近的实验结果，但使用［300，
300］棵的时间和计算成本低于［500，500］棵。因此本章中随机森林和
完全随机森林中决策树的数量设置为 300 棵。

4.5.3　与其他分期研究的对比

　　研究者也基于基因数据对肺癌进行了分期模型的构建。Li 等[88]采用
SVM 和 RF 构建了肺癌的分期模型，其准确率为 0.71。Yang 等[70]在最新
的研究中，提取 miRNA 的差异表达模式用于区分早期（Ⅰ期）和晚期
（Ⅱ - Ⅳ期）LUAD 肿瘤，在 TCGA 的 LUAD 数据集中，取得了 0.62 的

AUC 值。Di 等[71]在研究中采用经典机器学习中的 SVM 对肺腺癌进行分期，根据特征基因在不同阶段肺癌患者中的表达，在 Ⅰ／Ⅱ 和 Ⅲ／Ⅳ 阶段的分类准确率可以达到 91%。张飞等[72]同样采用基因表达、DNA 甲基化和拷贝数变异对肺鳞癌进行分期模型的构建，其中 DNA 甲基化数据取得最高的分类准确率，为 0.909。实验结果表明，本章提出的 IMLW-gcForest 模型对肺腺癌的分类具有较高的 AUC 值和准确率。此外，与传统的机器学习算法相比，基于多组学基因数据的 IMLW-gcForest 是一种提高肺腺癌分期效果的有效方法。

4.6 本章小结

本章对第 3 章研究中提出的 MLW-gcForest 模型进行了改进，提出了 IMLW-gcForest 模型，用于解决小样本多组学基因数据下肺腺癌分期的问题。主要的改进包括对随机森林加权过程的优化、采用生物信息学中多流超体积的概念对随机森林的多分类性能进行评估。将提出的 IMLW-gcForest 算法用于多组学的肺腺癌分期模型的构建并进行决策融合。结果表明，IMLW-gcForest 算法的肺腺癌分期模型的 AUC 值为 0.96，准确率为 0.908，这比标准 gcForest 算法和绝大部分传统机器学习算法所取得的分期性能要更好。因此，本章所提出的 IMLW-gcForest 算法更适合小样本基因数据，与单组学数据相比，多组学基因数据的决策融合可以有效提高肺腺癌分期的准确率。

第 5 章　CT 影像预测肺癌 *EGFR/KRAS* 基因突变的 MMDL 模型

5.1　引言

　　非小细胞肺癌占所有肺癌的 80% 以上，靶向治疗提高了非小细胞肺癌患者的 5 年生存率。靶向治疗前需明确关键致病基因的突变，非小细胞肺癌中已知的关键致病基因主要有表皮生长因子受体（Epidermal Growth Factor Receptor，*EGFR*）和鼠类肉瘤病毒基因（Kirsten Rat Sarcoma，*KRAS*）。

　　通常用内窥镜或细针穿刺的方式进行活检，可以获得 *EGFR* 和 *KRAS* 突变检测的标本。然而，实践时可能存在一些限制：①卡氏（Karnofsky，KPS）性能评分较低的患者不太能经受此类侵入性手术，而且并非所有大小和位置的肿瘤都适合活检，因为这可能导致癌细胞的转移。此外，由于肺癌的异质性，能否在活检时对肿瘤进行精准定位也是影响 *EGFR* 和 *KRAS* 突变检测结果的重要因素。②对于某些难以获取的组织样本及部分质量较差的样本，往往需要重复进行肿瘤取样，从而产生相对较高的检测成本，这限制了突变检测的普适性。③活检提高了癌细胞转移的潜在风险。④在整个治疗过程中进行重复的活检以监测基因变化并反映肿瘤间异质性往往是不切实际的。综上所述，探索非侵入性且易于操作的方法来对 *EGFR* 和 *KRAS* 的突变状态进行检测具有一定的临床价值。

　　近些年，研究提出基于 CT 影像来预测基因突变，其中大多数研究基于影像组学的方法，提取定量影像特征以进行基因突变的预测；少部分研究基于机器学习或统计学的方法来预测基因突变。虽然影像组学、机器学习和统计学等方法在利用 CT 影像预测基因突变的研究中取得了一定的成果，但是这些方法往往需要复杂的流程，并且还需要经验丰富的影像科医师的全程指导，而影像学特征的提取对医师的分割结果极其敏感，也将直接影响预测结果。本章提出了一个多通道多任务深度学习模型（Multi-channel and Multi-task Deep Learning model，MMDL），用于从 CT 影像中提取深度特征，同时预测 *EGFR* 和 *KRAS* 突变状态。

5.2　相关工作

近年来，深度学习以其强大的特征提取能力，避免了用户烦琐的人工特征的提取，在人工智能医疗领域也逐步发展起来。在利用 CT 影像预测基因突变的研究中，深度学习方法也崭露头角。中国科学院田捷教授团队在其最新的预测基因突变的研究中提出利用 CT 影像训练深度学习模型来预测 *EGFR* 的突变[91]，该研究收集了 844 名肺腺癌患者的 CT 影像数据，构建了一个端到端的，无创且易于实现的深度学习模型。其他研究[115-116]也证明了深度学习方法可以用于识别肺癌中的基因突变。

虽然深度学习方法比基于影像组学或机器学习的方法取得了更优异的预测性能，但是在 *EGFR* 和 *KRAS* 突变的预测中仍需进一步提高，主要原因包括：①深度学习模型依赖于大规模的数据集，而医学影像数据集往往难以大规模获取[150]。②不同基因突变类型之间肺结节的形态、纹理和外观有极大的差异性（表现为结节在 CT 影像上的大小、位置和外观的差异），如图 5-1 所示，仅从外观上很难区分出 *EGFR* 突变型/野生型及 *KRAS* 突变型/野生型，因此，如何基于 CT 影像采用深度学习模型来预测突变仍然是一个棘手的问题。

为了解决以上问题，提出许多研究方法，主要概况如下：①在样本充足的自然图像上训练深度学习模型以获得强大的图像表征能力，通过迁移学习将训练得到的模型迁移到医学小样本图像中[150-152]。Esteva 等[151]在 ImageNet 数据集上对 GoogLeNet、Inceptionv3 等模型进行预训练，然后将训练得到的最优模型进行迁移，用于小样本的皮肤癌数据的分类中。②提出多视图切片训练网络，增加训练样本。Setio 等[153]提出从 3D 结节中提取多角度切片，利用不同角度的切片来训练 2D CNN，增加了可用于训练模型的数据量，减轻了医学小数据集对深度学习模型训练的限制。③提出用新的深度学习模型来解决医学图像的小样本分类问题[154]。Kang 等[155]

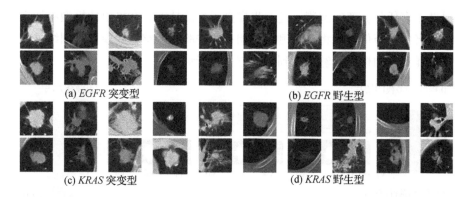

(a) *EGFR* 突变型　　　　　　　　(b) *EGFR* 野生型

(c) *KRAS* 突变型　　　　　　　　(d) *KRAS* 野生型

图 5-1　*EGFR* 突变型/野生型及 *KRAS* 突变型/野生型的 CT 图像样例

运用 Inception-resnet 网络对肺结节进行良恶性分类，证明了多尺度卷积核和 Inception-resnet 的残差结构对于不同类型的肺结节的特征提取任务的重要性。Guan 等[156]提出了一种残差学习网络，用于胸片图像的多分类任务。该方法将注意力机制引入 CNN 中，使 CNN 聚焦于与预测任务相关病变区域，从而提高了模型的特征提取能力，实验结果证明了注意力机制在图像分类任务中的优势。④通过多任务学习来缓解医学图像的小样本问题[157]。⑤将患者的病历信息添加到深度模型中[158]，进一步提高了模型的分类性能。研究[159]也证明了将病历信息融入深度模型中可以提高模型对小样本数据的分类能力。

　　基于以上方法，本章提出了 MMDL 模型，用其提取 CT 影像中结节的深度特征，预测 *EGFR* 和 *KRAS* 的突变状态。首先，将分割得到的 3D 肺结节从 9 个剖面进行切分。其次，构建 Inception-attention-resnet 模型，从不同的剖面视图中提取深度特征。最后，结合 9 个 Inception-attention-resnet 模型，进行多任务学习，同时预测 *EGFR* 和 *KRAS* 突变。此外，患者的病历信息（年龄、性别、抽烟状态）被加入 Inception-attention-resnet 模型中，从而在模型中加入了更多与突变相关的先验知识。模型的训练过程采用了自适应加权策略，使其能够以端到端的方式进行训练。

　　所提出的 MMDL 模型如图 5-2 所示，其主要贡献如下：①较早采用深度学习模型对多个基因突变状态进行同时预测的研究；②提出的模型可以提取不同类型的肺结节特征，可以更加全面地表征结节，在训练过程中受益于多任务突变的预测，进一步提高了预测精度；③提出的模型中加入的患者的病历信息，将与预测任务相关的先验知识整合到模型的训练过程中；④提出的模型能够以端到端的方式进行训练。

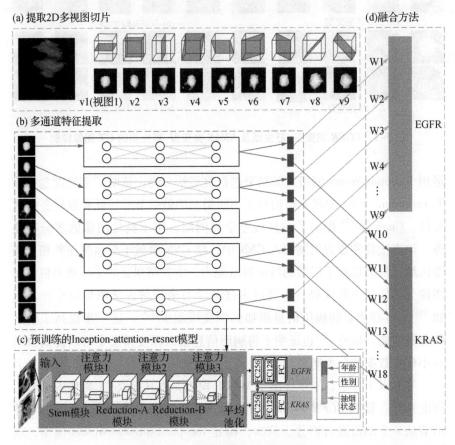

图 5-2　MMDL 模型（见书末彩插）

5.3　MMDL 模型总体框架

MMDL 模型主要包括 3 个步骤：①从分割得到的 3D 肺结节中提取 9 个不同视图的 2D 切片，并从每个 2D 切片中提取结节 ROI；②构建预训练的 Inception-attention-resnet 模型，将每个视图的 2D 结节 ROI 作为输入

训练 Inception-attention-resnet 模型，进行多任务学习；③将 9 个训练完成
的 Inception-attention-resnet 模型进行自适应的决策级加权融合，输出基因
突变预测结果。MMDL 模型分 4 部分介绍，其中在第 5.4 节中介绍 2D 结
节切片的 ROI 提取，在第 5.5 节中构建预训练的 Inception-attention-resnet
模型，在第 5.6 节中阐述模型的迁移学习，在第 5.7 节中阐述多通道决策
融合。

5.4　ROI 的提取

多通道学习的基本策略是利用不同通道学习的一致性和互补性来提高
最终的预测性能。由于 CT 影像具有可变的空间分辨率，因此首先使用线
性插值法对其进行重采样，以使图像大小统一为 $1.0 \times 1.0 \times 1.0 \ mm^3$。另
外，为了确保提取的 ROI 能够完全包含结节（$\leqslant 30 \ mm$），并包含足够的
上下文信息，本章以放射科医师指定的结节的中心为中心，依据本书第 2
章中提出的 3D 分割算法进行结节的分割，最终得到结节的 3D 分割结果，
如图 5-2（a）所示。尽管已有研究可以直接使用 3D 结节作为输入训练
3D 深度学习模型，用于结节分类，然而该方法受限于设备的计算能力，
而且通常难以获得大规模 3D 结节数据。采用多视图 2D 切片进行模型的
训练可以提供更多的训练样本，并且通过多通道模型的协作也可从多个角
度完整刻画结节特征。

因此，本章在获得的 3D 结节的基础之上，提取结节的 9 个不同视图
下的 2D 切片，以充分表征结节特征。具体以肺结节的 3 个平面（横面、
矢状面和轴面）和 6 个横切面作为提取角度，分别获得每个视图下结节
的 2D 剖面。其中，每个对角面是通过对角切分立方体的 2 个相对的面得
到的，立方体包含 2 条相对的边和 4 个顶点，如图 5-2（a）所示。因此，
最终共获得每个结节的 9 个不同视图下的 2D 切片。

为了进一步缓解由于数据不足而导致的深度模型的过拟合问题，使用
数据扩充技术来扩大训练数据集。具体通过对每个 2D 结节切片执行图像
的平移、旋转、垂直翻转和水平翻转，为每个切片生成 4 个增强图像。然
后，将所有图像统一调整为 299×299 的大小，以适应后续模型的输入。

5.5　Inception-attention-resnet 模型的构建

5.5.1　Inception-resnet-V2 模型

　　Inception-resnet-V2 模型[160] 是在 Google 公司于 2014 年提出的 GoogLeNet 的基础上发展而来的，经历了多次改进形成了目前的版本。该模型继承了 GoogLeNet 多尺度卷积核的优点，在模型中加入了 Resnet 模型的残差结构，加快了模型的训练过程，使得模型过拟合问题得到缓解。该模型主要由 1 个 Steam 模块、3 种 Reduction 模块、3 种 Inception-resnet 模块构成，结构如图 5-3 所示。

　　Steam 模块用于对输入 Inception 模块前的数据进行预处理，主要由多个尺度的卷积结构和池化结构以线性的方式串联构成，用于执行多次卷积及池化操作。Reduction 模块起到的是池化作用，该模块同样采用多尺度卷积核和池化的结构，并且采用了并行结构来缓减模型的过拟合。Inception-resnet 模块是对 Inception 模块和 Resnet 模块的整合。Inception-resnet-V2 模型共有 3 种 Inception-resnet 结构，Inception-resnet-A、Inception-resnet-B、Inception-resnet-C，分别如图 5 - 4（a）至图 5 - 4（c）所示。Inception-resnet 模块可以对输入图像并行地执行卷积运算（1×1、3×3 或 7×7 等不同尺寸的卷积核）或池化操作，并将所有输出的特征图拼接为一个更深的特征图。由于不同尺寸的卷积核具有不同大小的感受野，因此通过不同大小的卷积核可以获得不同层次的输入信息。此外，进行并行卷积运算及拼接不同类型的特征图，使模型能够更好地进行图像表征。残差结构可以减轻模型过拟合的风险，有助于训练更深层次的模型，并加快模型的收敛。

5.5.2　注意力模块

　　注意力机制的设计采用沙漏注意力结构[161]，如图 5-5 所示。假设输入图像为 x，经过 Steam 模块生成的特征图为 F，该特征图被输入主干分支和掩模注意力分支。假设由主干分支生成的特征图是 $T_{i,c}(x,\varphi)$，φ 是主干分支的参数。通过掩模注意力分支学习到一个与主干分支输出大小相

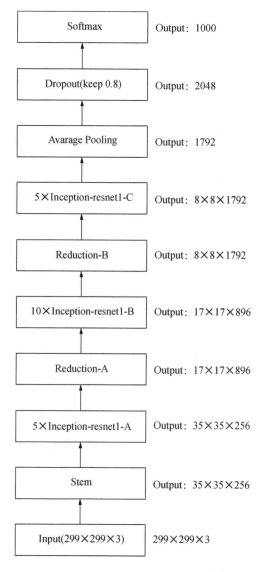

图 5–3　Inception-resnet-V2 模型[160]

同的掩模 $M_{i,c}(x,\theta)$，θ 是掩模注意力分支的参数。使用 Sigmoid 函数对 $M_{i,c}(x,\theta)$ 进行归一化，得到归一化结果：

$$S_{i,c}(x,\theta) = \frac{1}{1 + \exp(-M_{i,c}(x,\theta))}。 \qquad (5-1)$$

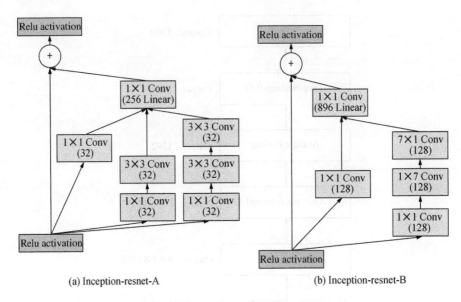

(a) Inception-resnet-A　　　　　　　　　(b) Inception-resnet-B

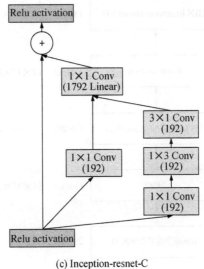

(c) Inception-resnet-C

图 5-4　3 个 Inception-resnet 模块

由于掩模注意力分支能够生成注意力感知函数，$S_{i,c}(x,\theta)$ 主要用于向主干分支生成的特征图 $T_{i,c}(x)$ 添加软权重。因此，加权后的输出特征如图 5-5 所示。

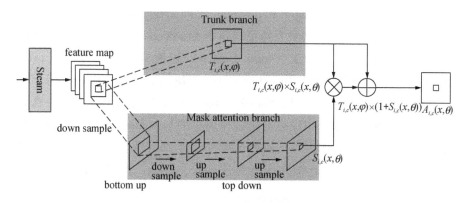

图 5-5　注意力机制

$$V_{i,c}(x) = T_{i,c}(x,\varphi) \times S_{i,c}(x,\theta)\text{。} \tag{5-2}$$

其中，i 表示特征图的第 c 个通道上的第 i 个像素点位置，$c \in \{1,2,\cdots,C\}$ 是特征图的第 c 个通道，C 表示生成的特征图的总的通道数。掩模注意力分支在前向传播时作为特征选择器，在反向传播时则作为梯度更新的滤波器，因此可以随主干分支一起更新参数，这使得注意力模块对噪声的鲁棒性很强，能有效减少噪声对梯度更新的影响，即

$$\frac{\partial S(x,\theta)\, T(x,\varphi)}{\partial \varphi} = S(x,\theta)\, \frac{\partial T(x,\varphi)}{\partial \varphi}\text{。} \tag{5-3}$$

其中，θ 是掩模分支的参数，φ 是主干分支的参数。此外，为了防止对主干特征 $T_{i,c}(x,\varphi)$ 加软权重造成性能下降，将对加权后的输出特征图 $O_{i,c}(x)$ 与 $T_{i,c}(x,\varphi)$ 按像素进行累加。因此，最终该注意力模块的输出为：

$$A_{i,c}(x) = V_{i,c}(x) + T_{i,c}(x,\varphi) = T_{i,c}(x,\varphi) \times (1 + S_{i,c}(x,\theta))\text{。}$$
$$\tag{5-4}$$

5.5.3　Inception-attention-resnet 模型

本章的 Inception-attention-resnet 模型采用 3 种类型的 Inception-resnet 模块作为基本单元，如图 5-6 所示。图 5-6（a）为 Stage1，其中 down-sample（下采样）和 upsample（上采样）之间有两个残差单元；图 5-6（b）为 Stage2，其中 downsample 和 upsample 之间有一个残差单元；图 5-

6（c）为 Stage3，downsample 和 upsample 之间无残差单元。不同注意力模块可以捕获不同层次的注意力特征。每个 Inception-attention-resnet 模块由两个分支构成：主干分支（trunk branch）和掩模注意力分支（mask branch）。主干分支由多个 Inception-resnet 模块按顺序堆叠而成，用于特征提取，如图 5-6 中 Stage1、Stage2、Stage3 的上分支所示。掩模注意力分支采用第 5.5.2 小节中注意力机制模块中的与 bottom-up 和 top-down 的全卷积结构类似的结构[162]，如图 5-6 中下半部分的分支所示。对于输入，首先经过 bottom-up 结构进行多次 max pooling，以实现在经过多个

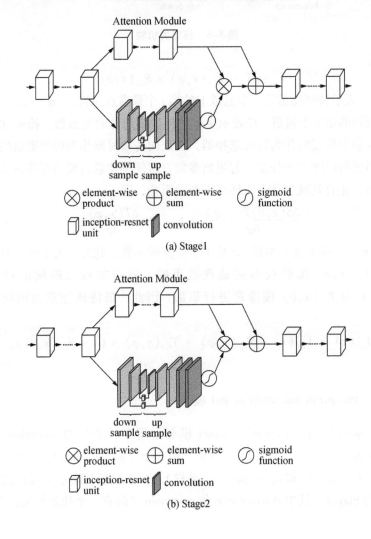

(a) Stage1

(b) Stage2

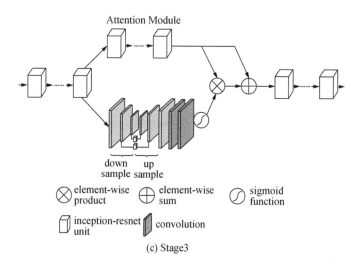

图 5–6　3 个注意力模块 ［**Stage1、Stage2** 和 **Stage3** 中 **downsample**（下采样）和 **upsample**（上采样）之间两个残差单元个数分别为 **2，1，0**］

Inception-resnet 模块单元后快速增加感受野的目的，得到的输出结果被输入 top-down 结构（结构与 bottom-up 对称）中，通过在 Residual 后进行多次线性差值，将输入特征图的尺寸进行放大，其中执行线性插值的次数与max pooling 次数一致，从而可以保证输入与输出的尺寸一致。再连接 2 个连续的尺寸为 1×1 的卷积层，最后连接一个 Sigmoid 层进行归一化。因此，可将掩模注意力分支作为特征选择器，可以生成注意力感知功能，从而增强了有用的特征并抑制了主干分支产生的特征的噪声，挑选更具辨别力的特征。此外，由于本章的 Inception-attention-resnet 的模块采用了 3 种不同类型的 Inception-resnet 模块作为基本单元，可以广泛捕获不同类型的注意力。由于 3 种注意力模块作为构建模型的一部分可以在单个前馈过程中模拟自下而上的快速前馈过程和自上而下的注意反馈，因此本章提出的模型可以以端到端的方式进行训练。

　　本章提出的 Inception-attention-resnet 模型包括 1 个 Steam 模块，3 个 Inception-attention-resnet 模块，2 个 Reduction 模块，1 个 average pooling 层，1 个 dropout 层（*keep* = 0.8），1 个全连接层。如图 5 – 2（c）所示，

除了包括 3 个 Inception-attention-resnet 模块外，其余模块单元均采用原始的 Inception-resnet-V2 中的结构。

5.6 模型的迁移学习

为了避免深度模型在医学小样本数据集上的过拟合，采取如下的步骤。首先，在大规模公共数据集上对 Inception-attention-resnet 模型进行预训练，并保存模型训练完成时的权重参数。然后，将预训练的模型迁移到医学图像数据集上。深度学习中的 CNN 模型通常情况下在 ImageNet 数据集[165]上进行预训练，该数据集包括大约 120 万张图像和 1000 个类别。但对于从头开始构建的较深的深度模型，通常很难在 ImageNet 上获得预先优化的参数，原因是在如此大规模的数据集上进行训练需要强大的 GPU 设备。由于本章的任务是二分类任务，因此选择了一个相对较小的数据集，即 kaggle 比赛中的 CatVsDog 分类数据集①。该数据集包含训练数据和测试数据，其中训练数据包含 25 000 幅图像，猫、狗数据集各占一半，测试数据包含 12 500 张未标记的图片。

将构建的 Inception-attention-resnet 模型在 CatVsDog 数据集上进行预训练。采用最小化交叉熵损失函数进行端到端的训练。将 Batchsize 设置为 16 的小批量随机梯度下降算法作为优化器，最大 epoch 设置为 100，学习率设置为 0.001。为了减轻模型的过拟合，在训练过程中采用了提前终止的策略，即首先从训练集中随机抽取 10% 的数据作为验证所用，当训练过程中模型在训练集上的误差持续下降但是验证集上的误差连续 5 次没有下降时，则即使未达到最大 epoch 也将提前终止训练。最后，保存预训练完成的模型的卷积和池化部分的权重（除全连接层以外的部分），用来初始化随即构建的模型的卷积层和池化层。

为了利用预训练的 Inception-attention-resnet 模型进行多任务学习，同时预测 *EGFR* 和 *KRAS* 突变，首先，移除模型中最后一个 FC 层，并将其替换为两个 FC 分支层，如图 5-2（c）所示。每个分支包括 3 个 FC 层：FC256 层（含 256 个神经元）、FC128 层（含 128 个神经元）和 FC2 层

---

① https：//www.kaggle.com/c/dogs-vs-cats/data.

（含两个神经元）。患者的部分病历信息（年龄、性别、抽烟与否）被添加到每个分支的 FC256 层。另外，两个分支的最后一个 FC 层（FC2）用于预测 *EGFR* 和 *KRAS* 突变的概率。每个分支的 3 个完全连接层的权重被随机初始化，最后一层的激活函数采用 Sigmoid 函数。训练过程中，逐层调整 Inception-attention-resnet 模型的权重，首先仅调整最后一层，然后逐步调整所有的层。由于预测的是多任务的，最后两层的 FC2 分别用于预测 *EGFR* 和 *KRAS* 的突变概率。虽然多任务增加了模型的计算负担，但是可以通过同时执行两个预测任务使单任务预测相互促进。

此外，由于采集的 CT 图像是灰度的，而预先训练的 Inception-attention-resnet 模型采用三通道彩色图像作为输入，因此，在输入图像之后插入一个尺寸为 3×3 的卷积层，从而将输入的单色图像转换为适用于模型的三通道图像。

5.7　多通道决策融合

多通道学习的基本策略是利用多个通道的一致性和互补性来实现更好的预测性能，如图 5-2（d）所示。对于第 j 个 Inception-attention-resnet 模型，$\varphi = \{X_i\}_{i=1}^{n}$ 表示训练集，X_i 表示第 i 个训练样本。*EGFR* 突变类标签表示为 $y^e = \{y_i^e\}_{i=1}^{n}(e = 1, 2, \cdots, E)$，*KRAS* 突变类标签表示为 $z^k = \{z_i^k\}_{i=1}^{n}(k = 1, 2, \cdots, K)$。$E$ 和 K 分别是 *EGFR* 和 *KRAS* 突变类别的数量。每个 Inception-attention-resnet 模型的全连接层的两个分支分别执行 *EGFR* 和 *KRAS* 突变预测任务，如图 5-2（d）所示。

将第一分支和第二分支的输出分别定义为 O_{ij}^1 和 O_{ij}^2，可以表示如下：

$$O_{ij}^1 = f(W_j^1 \times X_{ij} + b_j^1), \tag{5-5}$$

$$O_{ij}^2 = f(W_j^2 \times X_{ij} + b_j^2)。 \tag{5-6}$$

其中，W_j^1 和 b_j^1 分别表示第一个任务中第 j 个 Inception-attention-resnet 模型的权重和偏差，W_j^2 和 b_j^2 分别表示第二个任务中第 j 个 Inception-attention-resnet 模型的权重和偏差，这两个任务仅共享 Inception-attention-resnet 卷积层的权重，全连接层的权重是不共享的；因此，W_j^1 和 W_j^2 不相等。$f(.)$ 表示 Sigmoid 激活函数。如图 5-2（b）所示，最终的预测结果是通过结合 9 个多任务学习的 Inception-attention-resnet 模型来获得的。每个 Inception-attention-resnet 模型在 FC2 层的一个分支中有两个神经元输出层，它们连接到同一神经元分类层，该层是最终分类层 FC_last（含有两个 Sigmoid 神经元）。FC_last 的两个神经元的输出 P_j^1 和 P_j^2 是由 MMDL 模型给出的最终预测结果，通过式（5-7）和式（5-8）表示：

$$P_j^1 = f\left(\sum_{j=1}^{9} \sum_{m=1}^{2} U_{jm}^1 O_{1jm}^1 \right), \tag{5-7}$$

$$P_j^2 = f\left(\sum_{j=1}^{9} \sum_{m=1}^{2} U_{jm}^2 O_{1jm}^2 \right). \tag{5-8}$$

其中，$U_{jm}^1; k = 1,2,3\cdots,9, m \in \{1,2\}$，是第 j 个 Inception-attention-resnet 模型的输出层和 FC_last 层中的第一个神经元之间的一组权重。参数 m 表示每个 Inception-attention-resnet 模型的一个分支的输出层中的第 m 个神经元。m 之和是各分支输出层的加权和。j 的累加和表示 9 个 Inception-attention-resnet 模型中一个分支的输出的加权和。U_{jm}^2 的定义类似于 U_{jm}^1。

MMDL 模型目标函数如下：

$$\arg\min_{W} -\frac{1}{E} \sum_{e=1}^{E} \frac{1}{n} \sum_{X_i \in \varphi} 1\{y_i^e = e\} \log(P(y_i^e = e \mid X_i; W)) -$$

$$\frac{1}{K} \sum_{k=1}^{K} \frac{1}{n} \sum_{X_i \in \varphi} 1\{z_i^k = k\} \log(P(z_i^k = k \mid X_i; W)). \tag{5-9}$$

其中，第一项是多分类的交叉熵损失，用于评估输入样本的 *EGFR* 突变的实际值和预测值之间的误差，第二项用于评估输入样本是否属于 *KRAS* 突变的实际值和预测值之间的误差，其中 1 $\{\cdot\}$ 是指示函数，如果 $\{\cdot\}$ 为真，则 1 $\{\cdot\} = 1$，并且 $P_i^1(y_{ij}^e = e \mid X_{ij}; W_j^1)$ 是模型 W_j^1 将对象 X_{ij} 正确归类为类别 y_i^e 的概率。$P_i^2(z_{ij}^k = k \mid X_{ij}; W_j^2)$ 的定义类似。

KRAS 突变的标记为 $Z^k = \{z_i^k\}_{i=1}^{n} (k = 1,2,\cdots,K)$，$K$ 为 *KRAS* 突变类数。在研究中，*EGFR* 突变标签和 *KRAS* 突变标签都被用于反向传播过程来更新卷积层中的模型参数，并学习 FC 层中最相关的特征。提出的模型用于学习非线性映射。$\Phi: \varphi \rightarrow (\{y^e\}_{e=1}^{E}, \{z^k\}_{i=1}^{K})$ 实现了从输入图像到 *EGFR* 和 *KRAS* 突变的空间映射。

5.8　实验与结果

5.8.1　数据集

本章实验的训练数据集由山西省的合作医院收集，其中包括 2017—2018 年的 363 例 *EGFR* 和 *KRAS* 突变患者。男性 156 例，女性 207 例。年龄从 43 岁到 80 岁，年龄中位数为 62 岁。抽烟者 236 例，非抽烟者 127 例。*EGFR* 突变型 164 例，野生型 199 例；*KRAS* 突变型 84 例，野生型 279 例。

验证数据来自公共数据集 TCIA（http：//www. cancerimagingarchive. net/）。TCIA 癌症影像数据是美国国家癌症研究所（National Cancer Institute，NCI）收集的来自 TCGA 病历的大量癌症医学影像数据，该数据集支持影像表型 – 基因型研究。TCIA 数据库储存多种癌症类型和病灶部位的影像数据，还提供了患者相关的临床数据，如基本信息、治疗方式、基因病理分析、跟踪记录和治疗结果等。NSCLC 肺癌影像基因组数据集由 211 例患者组成，其中 162 名患者满足实验要求，即 CT 和临床信息完整。其中男性 119 例，女性 43 例；抽烟者 137 例，不抽烟者 25 例。年龄 43 ~ 87 岁，年龄中位数为 69 岁。*EGFR* 突变型 25 例，野生型 102 例，未知或未收集到的 35 例。*KRAS* 突变型 30 例，野生型 94 例，未知或未收集到的 38 例。训练数据集和验证数据集的病历信息如表 5-1 所示。

表 5-1　训练数据集和验证数据集的病历信息　　　　单位：例

	训练数据集（$n = 363$）	验证数据集（$n = 162$）
性别（$n/\%$）		
男	156（43%）	119（73.5%）
女	207（57%）	43（26.5%）
抽烟状态（$n/\%$）		
是	236（65%）	137（84.6%）
否	127（35%）	25（15.4%）

续表

	训练数据集（$n = 363$）	验证数据集（$n = 162$）
年龄（n/%）		
最小	43	43
最大	80	87
中位数	62	69
EGFR（n/%）		
突变型	164（45.2%）	25（15.4%）
野生型	199（54.8%）	102（63.0%）
未知或未收集	0	35（21.6%）
KRAS（n/%）		
突变型	84（23.1%）	30（18.5%）
野生型	279（76.9%）	94（58.0%）
未知或未收集	0（0%）	38（23.5%）
EGFR & KRAS（n/%）		
突变型	0	0
野生型	363	162

5.8.2　与传统方法的比较

首先，将本章提出的模型与临床模型和影像组学模型进行比较，以预测 *EGFR* 和 *KRAS* 突变。临床特征主要包括年龄、性别、抽烟状态和肿瘤分期。影像组学特征的提取过程如下：①由具有 8 年以上经验的影像科医师对结节进行手工勾画；②影像学特征是基于 pyridomomics（http：//PyRadiomics. readthedocs. io/en/latest/）提取的，然后基于递归特征消除方法选择出 1108 个影像组学特征。分别在临床模型和影像组学模型中构建 100 棵决策树的随机森林，用于 *EGFR* 和 *KRAS* 突变的预测。将本章提出的模型与传统的影像组学模型和临床模型进行比较，将 AUC、准确率、敏感性和特异性作为主要度量指标，结果如表 5-2 所示。

表 5-2　MMDL 模型和临床模型、影像组学模型的对比

基因	方法	数据集	AUC	准确率	敏感性	特异性
EGFR	临床模型	训练集	71.29%	69.25%	66.72%	78.64%
		验证集	67.50%	66.47%	62.13%	73.57%
	影像组学模型	训练集	76.46%	77.23%	77.96%	73.62%
		验证集	72.63%	73.84%	73.61%	73.94%
	MMDL 模型	训练集	86.56%	79.43%	78.27%	81.35%
		验证集	81.29%	75.06%	73.94%	76.69%
KRAS	临床模型	训练集	72.56%	70.67%	69.48%	72.09%
		验证集	69.38%	67.28%	66.52%	68.75%
	影像组学模型	训练集	79.63%	76.59%	78.19%	77.67%
		验证集	76.28%	73.61%	75.42%	74.22%
	MMDL 模型	训练集	78.97%	72.25%	71.81%	74.26%
		验证集	74.23%	69.64%	68.72%	72.57%

比较验证集上的结果，当在验证集上预测 *EGFR* 突变时，AUC 值达到 81.29%，准确率为 75.06%。当预测 *KRAS* 突变时，AUC 值达到 74.23%，准确率为 69.64%。将影像组学模型的预测结果与临床模型的预测结果进行对比。影像组学模型对 *EGFR* 突变的预测准确率为 73.84%，高于临床模型 11.08%；对 *KRAS* 突变的预测准确率为 73.61%，高于临床模型 9.40%。原因是影像组学模型进行预测时从原始 CT 图像中提取了更多的特征，需要放射科医师手工标注肿瘤区域，需要更多的时间。表 5-2 中的结果表明，*EGFR* 突变预测性能在 3 个模型（影像组学模型、临床模型和 MMDL 模型）上均优于 *KRAS* 模型，其原因是 *EGFR* 突变信息在影像中得到较好的反映，而 *KRAS* 突变信息在影像中的反映较少。这就是大多数研究是预测 *EGFR* 基因突变的原因。此外，据文献报道，不能使用语义信息来预测 *KRAS* 突变[87]。因此，没有将语义信息预测 *EGFR/KRAS* 基因突变的方法与本章的方法进行比较。综上所述，提出的 MMDL 模型在预测上优于临床模型和影像组学模型。

5.8.3　与其他深度模型的比较

　　虽然本章提出的 MMDL 模型以 Inception-attention-resnet 为主要组成部分，但也可被其他流行的深度学习模型所替代。将流行的深度学习模型（VGG16、ResNet50、DenseNet121、InceptionV3 和 Inception-ResNet-V2）嵌入本章的模型中，替换 Inception-attention-resnet，并进行了单任务训练（分别预测 *KRAS* 和 *EGFR*）和多任务训练（同时预测 *KRAS* 和 *EGFR*）的对比。实验得出各个深度模型的 ROC，如图 5-7 所示，AUC 值、敏感性和特异性，如表 5-3 所示。

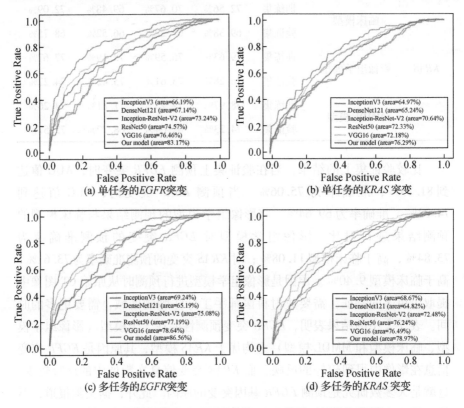

图 5-7　训练数据集上预测突变的 ROC 曲线（见书末彩插）

表 5-3　深度方法在训练数据集和验证数据集上的预测性能对比

模型	数据	EGFR（单任务）			KRAS（单任务）			EGFR（多任务）			KRAS（多任务）		
		Acc	Sen	Spe	Acc	Sen	Spe	Acc	Sen	Spe	Acc	Sen	Spe
VGG16	训练	72.19%	67.81%	79.24%	67.15%	62.34%	70.86%	74.13%	68.55%	78.42%	75.22%	71.29%	78.25%
	验证	70.34%	65.07%	78.44%	65.86%	60.15%	68.47%	72.93%	66.27%	76.94%	73.72%	69.38%	76.72%
ResNet50	训练	69.34%	65.18%	73.16%	70.29%	65.26%	73.08%	73.44%	64.12%	76.04%	73.52%	69.28%	74.93%
	验证	67.65%	62.32%	69.20%	66.84%	61.40%	69.95%	69.40%	60.79%	72.37%	69.75%	65.72%	71.48%
DenseNet 121	训练	63.28%	62.61%	65.17%	62.03%	61.94%	63.25%	62.28%	62.74%	64.15%	62.07%	61.43%	62.52%
	验证	60.59%	59.33%	62.64%	59.01%	58.76%	61.16%	61.54%	61.29%	63.85%	60.59%	59.10%	60.73%
InceptionV3	训练	63.82%	60.42%	67.13%	62.43%	61.02%	64.92%	65.18%	64.80%	66.21%	64.11%	63.25%	65.17%
	验证	60.25%	57.62%	64.68%	59.85%	58.57%	61.92%	62.34%	62.12%	62.53%	60.99%	59.01%	62.34%
Inception-ResNet-V2	训练	71.06%	69.28%	71.99%	67.51%	66.20%	69.05%	71.29%	68.63%	73.19%	69.25%	67.15%	71.18%
	验证	67.95%	67.02%	68.14%	64.49%	63.58%	66.17%	68.03%	65.07%	70.31%	66.73%	64.29%	67.18%
MMDL	训练	77.67%	75.14%	78.62%	71.18%	69.04%	72.25%	79.43%	78.27%	81.35%	72.25%	71.81%	74.26%
	验证	73.09%	70.91%	74.25%	68.27%	66.94%	69.37%	75.06%	73.84%	76.69%	69.64%	68.72%	72.57%

图 5-7 中的结果为训练集预测突变的 ROC，图 5-7（a）和图 5-7
（b）分别为单任务中的 *EGFR* 和 *KRAS* 突变，图 5-7（c）和图 5-7（d）
分别为多任务中的 *EGFR* 和 *KRAS* 突变。在单任务中预测 *EGFR* 突变时，
本章提出的模型取得的 AUC 值比 VGG16 高 8.78%，比 ResNet50 高
11.53%，比 DenseNet121 高 23.88%，比 InceptionV3 高 25.65%，比 In-
ception-ResNet-V2 高 13.56%。在多任务预测 *EGFR* 突变时，本章提出的
模型的 AUC 值比 VGG16 高 10.07%，比 ResNet50 高 12.14%，比
DenseNet121 高 32.78%，比 InceptionV3 高 25.01%，比 Inception-ResNet-
V2 高 15.29%。当预测单任务和多任务 *EGFR* 突变时，本章提出的 AUC
值分别比 Inception-ResNet-V2 的 AUC 值高 13.56% 和 15.29%。因此，添
加注意机制可以显著提高模型的性能。

表 5-3 显示了在单任务预测和多任务预测 *EGFR* 与 *KRAS* 时，每个模
型的准确率（*Acc*）、敏感性（*Sen*）和特异性（*Spe*）。结果表明，在大多
数模型中，多任务预测结果高于单任务预测。以提出的 MMDL 模型为例，
对于 *EGFR* 的单任务预测，在验证集的准确率达到 73.09%；而对于多任
务预测，*EGFR* 的预测准确率提高到 75.06%。因为在多任务预测的深度
模型中，各任务之间相互促进、相互影响，其结果要优于单任务的预测结
果。综上所述，*EGFR* 的突变预测效果优于 *KRAS*，这与 *EGFR* 对影像的
敏感性有关。以本章的 MMDL 为例，在进行单任务预测时，在验证集 *EG-
FR* 预测的准确率比 *KRAS* 高 7.06%，在进行多任务预测时，*EGFR* 的准
确率比 *KRAS* 高 7.78%。

5.8.4　模型的可视化

本章旨在研究肺癌 CT 影像与 *EGFR/KRAS* 突变之间的关联性。MMDL
模型中嵌入的深度模型为 Inception-attention-resnet，由于深度模型本身的
可解释性差，因此尝试将模型可视化来解释预测过程，并识别与 *EGFR* 突
变和 *KRAS* 突变最相关的肿瘤区域。MMDL 模型是端到端的，可视化辅助
临床医师重点关注需要注意的肿瘤区域。

为了解释提出的 MMDL 模型在 CT 影像上进行特征提取的过程，可视
化了深度学习模型的中间层，如图 5-8 和图 5-9 所示。在 *EGFR* 突变型/
野生型和 *KRAS* 突变型/野生型［（a）行］之间随机选择了 4 个节点。可

视化最后一个卷积层的类激活热力图（Class Activation Map，CAM）［（b）行］，其中 CAM 是突出决策者在做决策时的注意力的热图，揭示了与预测任务相关的激活区域。此外，将 CAM 叠加在原始结节图像上，更直观地显示与预测相关的结节区域［（c）行］。

图 5-8 和图 5-9 分别显示了 *EGFR* 突变型/野生型和 *KRAS* 突变型/野生型的可疑区域。行（a）、（b）和（c）分别表示肿瘤区域、可疑区域和激活的结节。图 5-8 和图 5-9 的结果表明，所提出的 MMDL 模型可以正确地激活 *EGFR/KRAS* 的相应结节区域。

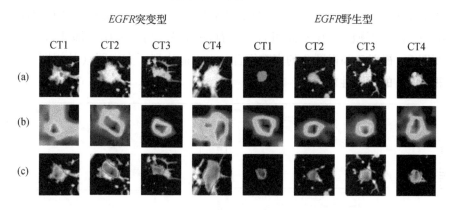

图 5-8　*EGFR* 突变型/野生型的可疑区域（见书末彩插）

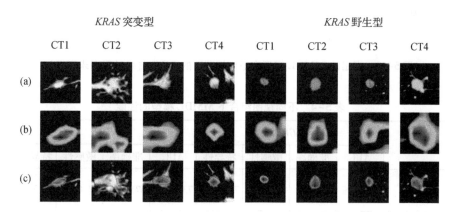

图 5-9　*KRAS* 突变型/野生型的可疑区域（见书末彩插）

5.8.5　多视图结果的对比

为了评估多通道学习的优势，我们比较了不同单视图和不同视图组合的预测结果。图5-10和表5-4均表示了验证集的结果。与本章的假设一致的是，多视图预测结果高于单视图，原因是多视图包含足够多的结节信息。在单视图的预测中，结果如图5-10所示，视图4、视图6、视图7和视图9获得比其余视图更多的信息，因此获得了更好的预测结果。分析视图4、视图6、视图7和视图9，均为对角面的切分，对角视图中包含了更多的结节信息，因此取得了更高的预测精度。表5-4比较了视图4、视图6、视图7和视图9在不同组合下的预测结果。结果表明，即使视图4、视图6、视图7和视图9的完整组合，也不能达到所有视图（从视图1到视图9）的预测性能。

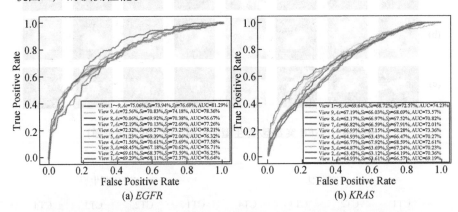

(a) EGFR　　　(b) KRAS

图5-10　提出的 MMDL 模型在不同视图下的 ROC 曲线（见书末彩插）

表5-4　不同视图组合下 MMDL 模型的性能

视图	EGFR				KRAS			
	AUC	准确率	敏感性	特异性	AUC	准确率	敏感性	特异性
视图4、视图6	79.29%	72.64%	71.72%	74.69%	73.15%	67.21%	67.04%	69.31%
视图4、视图7	78.84%	72.03%	71.92%	72.61%	72.78%	67.22%	66.53%	68.71%

续表

视图	*EGFR*				*KRAS*			
	AUC	准确率	敏感性	特异性	AUC	准确率	敏感性	特异性
视图 4、视图 9	79.86%	72.98%	72.17%	74.37%	73.96%	67.68%	68.12%	69.57%
视图 6、视图 7	79.28%	72.54%	71.93%	73.52%	73.57%	67.30%	67.12%	68.68%
视图 6、视图 9	79.94%	72.87%	72.07%	74.18%	74.04%	68.12%	67.39%	70.39%
视图 7、视图 9	79.32%	72.67%	71.55%	72.93%	71.72%	67.51%	66.89%	68.51%
视图 4、视图 6、视图 7	79.68%	73.16%	72.68%	73.52%	73.86%	67.93%	67.13%	68.25%
视图 4、视图 6、视图 9	80.65%	73.49%	72.15%	74.67%	73.99%	68.57%	68.23%	71.68%
视图 4、视图 7、视图 9	79.95%	73.02%	72.53%	74.64%	73.92%	68.33%	68.06%	68.79%
视图 6、视图 7、视图 9	80.11%	73.03%	72.13%	73.68%	73.96%	68.47%	67.94%	69.15%
视图 4、视图 6、视图 7、视图 9	80.96%	74.31%	73.46%	75.26%	74.07%	68.83%	68.03%	69.82%
视图 1 至视图 9	81.29%	75.06%	73.94%	76.69%	74.23%	69.64%	68.72%	72.57%

5.8.6　与相关研究的对比

研究结果表明，肺癌 CT 影像可预测 *EGFR* 突变。在本章的研究中，将 *EGFR* 突变的单任务预测与最新的研究进行了比较，结果如表 5-5 所示。文献 A、文献 B、文献 C 和文献 D 基于深度学习方法预测基因突变，其余文献采用影像组学或统计学方法。

在用深度学习方法预测基因突变的研究中，文献 A 基于病理图像预测多基因（*EGFR*、*KRAS*、STK11、FAT1、SETBP1 和 TP53）突变，达到了 0.733 ~ 0.856 的预测 AUC 值，预测 *EGFR* 突变的 AUC 值达到 0.826。相比于其他研究，文献 A 具有更大的数据集，是运用深度学习技术来预测基因突变的较早研究，但对病理图像的处理需要足够的医学知识，并且需要强大的实验设备。文献 B 为中国科学院田捷教授团队的近期研究成果，基于 CT 影像通过深度学习方法预测基因突变，在 844 例样本上构建了端到端的深度学习模型，实现了 0.810 的预测 AUC 值。文献 C 采用 3D CNN 预测肺腺癌中的 *EGFR* 突变，分别在未添加临床信息和添加临床信息的情况下实现了 0.776 和 0.838 的 AUC 预测值，验证了在训练模型中加入少量的临床信息可以有效地提高模型的预测性能的理论。文献 D 具有 1010 例病例数，提取了更丰富的特征（深度特征、临床特征和影像组学特征），实现了 0.834 的 AUC 值，与文献 A、文献 B 和文献 C 方法相比，取得了更高的敏感性和特异性。

文献 E、文献 F、文献 G 和文献 H 利用影像组学特征预测基因突变。其中，文献 G 的数据集最大（312 例），并且加入了临床特征，取得了 0.775 的 AUC 值，进一步验证了临床特征的提取有利于提高预测性能。

在文献 I 的研究中提取语义特征进行预测，实现了较好的分类性能（AUC = 0.890），但语义特征的提取即使对于专业的放射科医师也具有挑战性。与文献 I 中的研究相比，本章提出的方法无须复杂的语义特征的提取，也实现了良好的分类性能。从文献 I 的研究还得出，语义特征可以准确预测 *EGFR* 突变，不能预测 *KRAS* 突变。而本章的模型可以同时预测多个基因突变，这进一步证明了提出的 MMDL 深度模型的优越性能。

文献 J 采用 PET/CT 提取 SUVmax 和临床特征，建立多因素分析模型，AUC 值为 0.770，准确率为 77.60%。

表 5-5　MMDL 模型与相关研究的比较

	癌症类型	病例数/例	图像类型	特征	AUC	准确率	敏感性	特异性
文献 A[61]	NSCLC	567	病理图像	深度特征	0.826	—	—	—
文献 B[91]	LUAD	844	CT	深度特征	0.810	73.86%	72.27%	75.41%
文献 C[101]	LUAD	158	CT	深度特征/临床特征	0.838	77.20%	75.8%	79.10%
文献 D[163]	LUAD	1010	CT	临床特征/深度特征	0.834	—	82.20%	74.20%
文献 E[103]	LUAD	258	CT	影像组学特征/语义特征	0.670	—	—	—
文献 F[164]	LUAD	288	CT	影像组学特征/临床特征	0.709	—	—	—
文献 G[88]	NSCLC	312	CT	影像组学特征/临床特征	0.775	—	—	—
文献 H[80]	NSCLC	180	CT	影像组学特征	0.873	75.60%	70.90%	79.80%
文献 I[87]	NSCLC	186	CT	语义特征	0.890	—	—	—
文献 J[103]	NSCLC	85	PET/CT	临床特征	0.770	77.60%	64.60%	82.50%
MMDL 模型	NSCLC	363	CT	深度特征/临床特征	0.866	79.43%	78.27%	81.35%

本章的 MMDL 模型从多个视图学习结节的特征，输入多任务深度学习模型，同时预测 *EGFR* 和 *KRAS* 突变。多任务之间相互影响、相互促进。虽然非侵入型的影像预测基因突变的方法不能替代活检，但是可以作为替代性的识别基因突变的方法。与现有的深度模型和影像组学模型相比，本章提出的 MMDL 模型实现了更好的预测性能，取得了更高的准确率、敏感性和特异性。与病理活检相比，影像预测的主要优点是在患者不适合活检时提供了一种可供选择的替代性的解决方案。在探索肿瘤治疗的整个过程中，提出的预测模型可以重复跟踪。

5.9　讨论

本章提出了一个基于 CT 影像预测 *EGFR* 和 *KRAS* 突变的 MMDL 模型。该模型能够从 CT 影像中自动提取特征，无须医师的领域知识，也无须手工勾画结节区域，可以快捷地预测 *EGFR* 和 *KRAS* 的突变；模型在学习过程中加入了少量的病历信息（年龄、性别和抽烟状态），可以获得更多的先验知识，增强了鲁棒性；模型易于在整个治疗过程中实时监测 *EGFR* 和 *KRAS* 的基因突变情况，为非侵入性的辅助检测方法，适用于手术和活检不方便的情况。

本章的讨论从探索迁移学习对分类结果的影响、添加临床信息及注意力机制等对分类结果的影响等方面展开。

5.9.1　迁移学习对分类结果的影响

为了验证迁移学习对提高基因突变预测准确率的作用，在相同框架下对预训练的 Inception-attention-resnet 和未预训练的 Inception-attention-resnet 的性能进行了评估，用猫狗数据集训练了 50 个 epoch 的 Inception-attention-resnet。图 5–11 为实验结果，图 5–11（a）和图 5–11（b）分别为未预训练 Inception-attention-resnet 的 MMDL 中 *EGFR* 突变和 *KRAS* 突变的结果；图 5–11（c）和图 5–11（d）分别为经过预训练的 Inception-attention-resnet 的 MMDL 中的 *EGFR* 突变和 *KRAS* 突变的结果。对比实验结果得出，模型中嵌入预训练的 Inception-attention-resnet 实现了比嵌入未预训练的 Inception-attention-resnet 更高的预测性能，证明了迁移学习对于提升模型整体性能的作用。

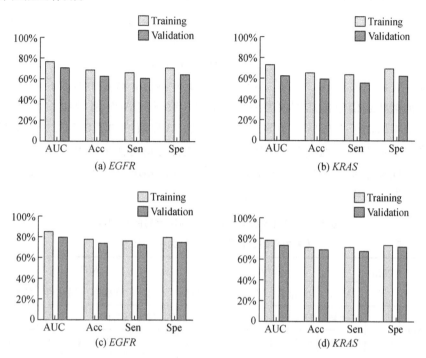

图 **5-11** **Inception-attention-resnet** 的预训练对 **MMDL** 模型性能的影响

5.9.2 病历信息对分类结果的影响

本小节深入探索了在多任务预测中增加病历信息对预测结果的影响。结果如表 5-6 所示，对于 *EGFR* 突变的预测，准确率在训练集上增加了 8.50%，在验证集上增加了 5.82%，AUC 值在训练集上增加了 6.03%，在验证集上增加了 4.15%。对于 *KRAS* 突变的预测，准确率在训练集上增加了 7.77%，在验证集上增加了 8.59%，AUC 值在训练集上增加了 6.30%，在验证集上增加了 3.20%。综上所述，将病历信息添加到模型中提高了模型的预测性能。

表 5-6 对比了添加不同的病历信息对预测结果的影响。实验结果表明，年龄、性别、抽烟状态对预测结果的影响从大到小依次为：抽烟状态、性别、年龄。在 3 个因素中，年龄的影响最小。考虑验证集的实验结

果，将年龄信息添加到模型后预测 *EGFR* 突变的 AUC 值增加了 0.14%，准确率增加了 0.18%；预测 *KRAS* 突变的 AUC 值增加了 0.13%，准确率增加了 0.55%。从结果还可得出，性别的影响弱于抽烟状态。将性别信息添加到模型后预测 *EGFR* 突变的 AUC 值增加了 2.04%，准确率增加了 1.72%；预测 *KRAS* 突变的 AUC 值增加了 1.22%，准确率增加了 3.74%。将抽烟状态信息添加到模型后预测 *EGFR* 突变的 AUC 值增加了 2.83%，准确率增加了 1.93%；预测 *KRAS* 突变的 AUC 值增加了 0.74%，准确率增加了 4.77%。通过对实验中数据集的统计分析可初步得出，*EGFR* 突变在女性和非抽烟者中的发生率明显更高。尽管 *EGFR* 突变在早期患者中比在晚期患者中更常见，但差异不明显。

表5-6　结合3种类型的患者病历信息的预测结果
（A 为年龄、B 为性别、C 为抽烟状态）

	数据集	*EGFR*				*KRAS*			
		AUC	准确率	敏感性	特异性	AUC	准确率	敏感性	特异性
Null	训练	81.64%	73.21%	64.36%	78.72%	74.29%	67.04%	64.29%	70.13%
	验证	78.05%	70.93%	65.27%	75.28%	71.93%	64.13%	62.76%	67.43%
A	训练	81.83%	73.36%	65.51%	77.62%	74.95%	67.63%	64.80%	71.46%
	验证	78.16%	71.06%	66.28%	75.13%	72.02%	64.48%	61.33%	68.29%
B	训练	83.05%	74.91%	68.04%	79.96%	75.18%	69.29%	65.92%	72.38%
	验证	79.64%	72.15%	66.87%	78.24%	72.81%	66.53%	62.27%	68.15%
C	训练	84.64%	75.23%	71.13%	80.19%	75.68%	70.24%	64.16%	73.53%
	验证	80.26%	72.30%	68.76%	77.37%	72.46%	67.19%	62.37%	70.70%
A、B、C	训练	86.56%	79.43%	78.27%	81.35%	78.97%	72.25%	71.81%	74.26%
	验证	81.29%	75.06%	73.94%	76.69%	74.23%	69.64%	68.72%	72.57%

5.9.3　注意力机制对分类结果的影响

为了客观地比较本章中提出添加注意力机制时模型的性能，随机选择了不同基因突变类型下的结节（*EGFR* 突变型和野生型，*KRAS* 突变型和野生型），并可视化了它们在添加注意力机制前后的特征激活状态，如图

5-12 和图 5-13 所示。

EGFR 突变型　　　　　　　　　　　EGFR 野生型

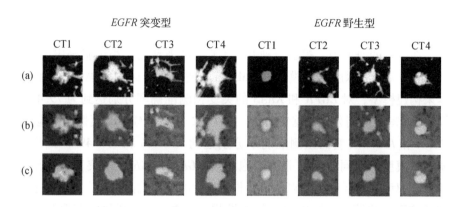

图 5-12 *EGFR* 突变型和野生型添加注意力机制前后的特征激活（见书末彩插）

图 5-12 和图 5-13 中，（a）行是原始的结节图像，（b）行是未添加注意力机制的特征激活图，（c）行是添加注意力机制的特征激活图。从图 5-12 和图 5-13 中可以得出，在模型中添加注意力机制可以显著减少无用的底层背景中的蓝色特征，突出最具鉴别性的高层结节区域的黄色特征，从而提高模型的预测性能。

KRAS 突变型　　　　　　　　　　　KRAS 野生型

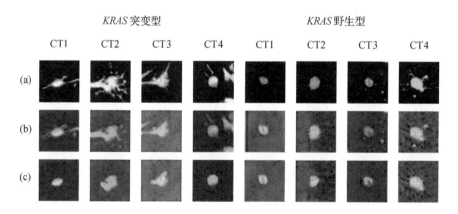

图 5-13 *KRAS* 突变型和野生型添加注意力机制前后的特征激活（见书末彩插）

5.10　本章小结

　　在本章的研究中，提出一种基于 CT 影像来预测非小细胞癌中 *EGFR* 和 *KRAS* 突变的深度学习模型（MMDL）。使用合作医院收集的 363 例样本来构建模型，对 *EGFR* 和 *KRAS* 的突变预测准确率分别达到为 79.43% 和 72.25% 。使用公共数据集 TCIA 中的 162 例数据 MMDL 模型进行验证，*EGFR* 和 *KRAS* 突变的预测准确率分别达到 75.06% 和 69.64% 。结果表明，该模型能够同时预测非小细胞肺癌 *EGFR* 和 *KRAS* 的突变。提出的 MMDL 模型的主要优点是它是一种非侵入性的辅助检测方法，适用于手术和活检不便的情况，可以避免侵入性损伤，并且 CT 图像的获取相对便捷。此外，本章的方法不需要医师的领域知识和手工勾画，从不同影像中提取的深度特征可以更加快速和便捷地对 NSCLC 患者的 *EGFR* 和 *KRAS* 突变状态进行预测，相对于传统影像组学方法显示出更高的预测能力。

第6章　总结与展望

6.1　总结

本书针对肺癌影像基因数据辅助诊断关键技术进行了研究和探讨，针对其存在的问题、对疑难型肺结节的分割、肺癌的亚型分类、肺癌的分期、肺癌 CT 影像预测基因突变等若干关键问题进行了一系列研究。本书的主要研究工作如下。

（1）研究了疑难型肺结节的分割方法

针对疑难型肺结节中 GGN 分割过程中存在的问题，提出了一种基于 PET/CT 的超体素 3D 分割方法。研究主要采用 3D 区域增长方法进行 GGN 的分割，主要解决两个问题，即区域增长种子点选择、区域增长的阈值设置问题。分割模型主要分为 3 个部分：首先，分离前景区域，自动定位种子点。主要利用 PET 自动定位 CT 中的种子点；将 PET 图像的 SUV 值最高点作为 PET 中的种子点，由于经过配准的 PET 和 CT 在位置上是一一对应的，因此，利用 PET 自动定位 CT 中的种子点。然后将分割得到的前景区域扩大为掩模区域，得到每个切片中带有种子点的掩模区域。其次，构建模糊连通图和超体素。将多个 2D 掩模通过线性插值进行 3D 堆叠，形成 3D 掩模，找到所有切片中 SUV 值最大的种子点，定义为 3D 种子点。构建超体素：体素依据其 26 领域的灰度、距离、SUV 值等信息，根据 SLIC 聚类算法构建超体素。根据模糊集理论，计算种子点所在的超体素到各个超体素的最大模糊亲和力，构建模糊连通图。最后，基于构建的模糊连通图，在 3D 掩模的约束下，以超体素为基本单位在模糊连通图上进行超体素 3D 区域增长，完成 GGN 的分割。

（2）提出了肺癌亚型分类的 MLW-gcForest 模型

研究了新颖的具备深度结构的机器学习模型（gcForest），并将其改进用于肺癌的亚型分类。针对肺癌基因数据的小样本和高维度的特性，提出多级加权的 gcForest 模型（MLW-gcForest）。在模型的多粒度扫描阶段，根据每个随机森林的分类能力及每个滑动窗口的分类能力，对不同的随机森林及不同的滑动窗口赋予不同的权重：①根据不同随机森林分类能力的差异，将不同的权重分配给不同的随机森林；②根据不同滑动窗口的分类能力的差异，创新性地提出排序优选算法，以衡量不同滑动窗口的分类能力。提出的 MLW-gcForest 算法比 gcForest 算法及传统的机器学习算法在对肺癌的亚型分类中取得了更好的分类性能。

（3）构建了多组学基因数据下肺癌分期的 IMLW-gcForest 模型

在 MLW-gcForest 算法的基础上，针对多组学基因数据提出 IMLW-gcForest 算法，并将其用于肺癌的分期。IMLW-gcForest 模型是在 MLW-gcForest 的基础上保留对不同滑动窗口赋予权重的方法（提出的排序优选算法），根据多分类任务中多流超体积的概念，修改对随机森林赋予权重的方法。将多组学基因数据（基因表达、DNA 甲基化和拷贝数变异）训练 IMLW-gcForest 模型，执行决策融合，进行肺腺癌分期。实验结果表明，所提出的 IMLW-gcForest 模型更适合于小样本高维度基因数据，而多组学基因数据的整合可以有效提高肺癌分期的准确率。

（4）建立了肺癌中用 CT 影像预测 *EGFR/KRAS* 基因突变的深度学习模型

针对基因突变检测过程中的周期长、费用高及有创性等特点，提出了多通道多任务的深度学习模型（MMDL），从肺癌 CT 影像中同时预测 *EGFR* 和 *KRAS* 突变状态。首先，将分割得到的 3D 肺结节从不同的剖面分解为 9 个不同视图下的 2D 切片，并从每个 2D 切片中提取结节 ROI。之后，构建预训练的 Inception-attention-resnet 模型，通过迁移学习将其用于从不同切片中提取深度特征。最后，结合 9 个 Inception-attention-resnet 模型，进行多任务学习，同时预测 *EGFR* 和 *KRAS* 突变。此外，患者的部分病历信息被纳入模型中，加入更多与突变相关的先验知识。整个预测模型采用了自适应加权方案，以端到端的方式进行多通道多任务的训练。提出的影像预测基因突变的模型是一种非侵入性的辅助诊疗方法，是手术和活检不方便情况下的替代性解决方案。

6.2　展望

　　肺癌的辅助诊断一直是医学领域的研究热点，本书提出的计算机辅助方法具有一定的理论意义和研究价值。本书研究了疑难型肺结节的分割、肺癌的亚型分类、肺癌的分期、肺癌影像预测基因突变等关键问题，提出了一系列的辅助诊断模型。目前还存在一些问题需要在未来的研究中进一步探索和完善。

　　①尝试深入研究多组学基因数据的关联性，第 5 章的研究是采用 CT 影像来预测基因突变，初步探索了影像信息和部分关键基因的关系，图像的表型（影像组学）与基因组的相关性分析为新型的研究领域[168]，下一步将继续研究肺癌影像和基因的深层次的关联性，探索影像表型与基因表达之间的关系。

　　②尝试整合更多类型的医学数据，如病理图像、电子病例数据等，通过整合多种类型的异构的医学大数据，从多角度全方位进行肺部疾病的辅助诊断。

　　③尝试采集更多的样本进行研究。本书中大部分的研究样本量都较少。机器学习的本质是通过计算机程序从大量的医学影像和基因样本中提取定量的特征进行分析建模，故充足的样本量是建立辅助模型的前提。本书中大部分的研究仍是小样本下的研究，因此存在过拟合的风险。下一步研究可以通过增加样本采集或者生成虚拟样本来提高辅助诊断模型的准确率。

　　④尝试多中心人工智能模型的构建。目前，在影像基因组学领域，大多数机器学习和深度学习的研究依然局限于单一中心。本书中的大部分研究只收集了单一医疗机构的患者资料以构建机器学习模型，但不同医疗机构的数据源存在一定程度的差异，阻碍了提出的机器学习辅助诊断模型在临床上的应用和推广。未来研究需积极推广多中心下的大样本量的研究，以此建立重复性和准确率较高的模型，实现人工智能辅助诊断的临床应用。

缩略语

英文缩写	英文名称	中文名称
GGN	Ground Glass Nodule	磨玻璃结节
MLW-gcForest	Multi-Weighted gcForest	多级加权深度森林
IMLW-gcForest	Improved Multi-Weighted gcForest	改进的多级加权深度森林
MMDL	Multi-channel and Multi-task Deep Learning model	多通道多任务深度学习模型
EGFR	Epidermal Growth Factor Receptor	表皮生长因子受体
KRAS	Kirsten Rat Sarcoma	鼠类肉瘤病毒基因
NSCLC	Non-Small Cell Lung Cancer	非小细胞性肺癌
SCLC	Small Cell Lung Cancer	小细胞性肺癌
LUAD	Lung Adenocarcinoma	肺腺癌
LUSC	Lung Squamous Cell Carcinoma	肺鳞癌
LCC	Large Cell Carcinoma	大细胞癌
CT	Computed Tomography	电子计算机断层扫描
PET	Positron Emission Tomography	正电子发射断层扫描
RNA	Ribonucleic Acid	核糖核酸
CNV	Copy Number Variation	拷贝数变异
FCM	Fuzzy C-Means	模糊C均值
SLIC	Simple Linear Iterative Clustering	简单线性迭代聚类算法
TCGA	The Cancer Genome Atlas	癌症基因组图谱
ROC	Receiver Operator Characteristic	受试者工作特征
KNN	K-NearestNeighbor	K近邻算法

续表

英文缩写	英文名称	中文名称
SVM	Support Vector Machine	支持向量机
RF	Random Forest	随机森林
LR	Logistic Regression	逻辑回归
ROI	Region of Interest	感兴趣区域
SUV	Standard Uptake Value	标准摄取值
GS	Gold Standard	金标准
Acc	Accuracy	准确率
Pre	Precision	精确率
PR	Precision vs Recall	查准率和查全率曲线
Jac	Jaccard	Jaccard 相似系数
Sen	Sensitivity	敏感性
Spe	Specificity	特异性
Bagging	Bootstrap aggregating	引导聚集算法
AUC	Area Under the Curve	ROC 曲线下面积
DNN	Deep Neural Networks	深度神经网络
DNA	DeoxyriboNucleic Acid	脱氧核糖核酸
HUM	Hypervolume Under Multi-flow	多流式超体积
FC	Fully Connected layer	全连接层
TCIA	The Cancer Imaging Archive	癌症医学图像公共数据库
CAM	Class Activation Map	类激活热力图

参考文献

［1］ BRAY F, FERLAY J, SOERJOMATARAM I, et al. Global cancer statistics 2018：GLOBOCAN estimates of incidence and mortality worldwide for 36 cancers in 185 countries ［J］. CA：a cancer journal for clinicians, 2018, 68 （6）：394 – 424.

［2］ SILVESTRI G A, GOULD M K, MARGOLIS M L, et al. Noninvasive staging of non-small cell lung cancer：ACCP evidenced-based clinical practice guidelines ［J］. Chest, 2007, 132 （3）：178S – 201S.

［3］ ERASMUS J J, GLADISH G W, BROEMELING L, et al. Interobserver and intraobserver variability in measurement of non-small-cell carcinoma lung lesions：implications for assessment of tumor response ［J］. Journal of clinical oncology, 2003, 21 （13）：2574 – 2582.

［4］ MOTONO N, FUNASAKI A, SEKIMURA A, et al. Prognostic value of epidermal growth factor receptor mutations and histologic subtypes with lung adenocarcinoma ［J］. Medical oncology, 2018, 35：1 – 6.

［5］ TSIM S, O' DOWD C A, MILROY R, et al. Staging of non-small cell lung cancer （NSCLC）：a review ［J］. Respiratory medicine, 2010, 104 （12）：1767 – 1774.

［6］ 孙涛, 韩善清, 汪家旺. PET/CT 成像原理、优势及临床应用 ［J］. 中国医学物理学杂志, 2010, 27 （1）：1581 – 1582.

［7］ TOMCZAK K, CZERWIŃSKA P, WIZNEROWICZ M. Review the cancer genome atlas （TCGA）：an immeasurable source of knowledge ［J］. Contemporary oncology/współczesna onkologia, 2015, 2015 （1）：68 – 77.

［8］ DA SILVA SOUSA J R F, SILVA A C, DE PAIVA A C, et al. Methodology for automatic detection of lung nodules in computerized tomography images ［J］. Computer methods and programs in biomedicine, 2010, 98 （1）：1 – 14.

［9］ MESSAY T, HARDIE R C, ROGERS S K. A new computationally efficient CAD system for pulmonary nodule detection in CT imagery ［J］. Medical image analysis, 2010, 14 （3）：390 – 406.

［10］ CHOI W J, CHOI T S. Genetic programming-based feature transform and classification

for the automatic detection of pulmonary nodules on computed tomography images [J].
Information sciences, 2012, 212: 57 – 78.

[11] NARAYANAN B N, HARDIE R C, KEBEDE T M, et al. Optimized feature selec-
tion-based clustering approach for computer-aided detection of lung nodules in different
modalities [J]. Pattern analysis and applications, 2019, 22: 559 – 571.

[12] ARESTA G, CUNHA A, CAMPILHO A. Detection of juxta-pleural lung nodules in
computed tomography images [C] //Medical Imaging 2017: Computer-Aided Diag-
nosis. Orlando, Florida, United States: SPIE, 2017, 10134: 952 – 958.

[13] SUÁREZ-CUENCA J J, GUO W, LI Q. Automated detection of pulmonary nodules in
CT: False positive reduction by combining multiple classifiers [C] //Medical Ima-
ging 2011: Computer-Aided Diagnosis. Florida, United States: SPIE, 2011, 7963:
927 – 932.

[14] FU G, LU H, TAN J K, et al. Segmentation of spinal canal region in CT images using
3D region growing technique [C] //2018 International Conference on Information and
Communication Technology Robotics (ICT-ROBOT). Busan, South Korea: IEEE,
2018: 1 – 4.

[15] ROSE J L, REVOL-MULLER C, LANGLOIS J B, et al. 3D region growing integra-
ting adaptive shape prior [C] //2008 5th IEEE International Symposium on Biomed-
ical Imaging: From Nano to Macro. Paris, France: IEEE, 2008: 967 – 970.

[16] DICIOTTI S, PICOZZI G, FALCHINI M, et al. 3-D segmentation algorithm of small
lung nodules in spiral CT images [J]. IEEE transactions on information technology in
Biomedicine, 2008, 12 (1): 7 – 19.

[17] DE NUNZIO G, TOMMASI E, AGRUSTI A, et al. Automatic lung segmentation in
CT images with accurate handling of the hilar region [J]. Journal of digital imaging,
2011, 24: 11 – 27.

[18] JAVAID M, JAVID M, REHMAN M Z U, et al. A novel approach to CAD system for
the detection of lung nodules in CT images [J]. Computer methods and programs in bi-
omedicine, 2016, 135: 125 – 139.

[19] BEZDEK J C, EHRLICH R, FULL W. FCM: The fuzzy c-means clustering algorithm
[J]. Computers & geosciences, 1984, 10 (2 – 3): 191 – 203.

[20] NITHILA E E, KUMAR S S. Segmentation of lung nodule in CT data using active con-
tour model and Fuzzy C-mean clustering [J]. Alexandria engineering journal, 2016,
55 (3): 2583 – 2588.

[21] LIU H, GENG F, GUO Q, et al. A fast weak-supervised pulmonary nodule segmenta-

tion method based on modified self-adaptive FCM algorithm [J]. Soft computing, 2018, 22: 3983 – 3995.

[22] REN, MALIK. Learning a classification model for segmentation [C] //Proceedings ninth IEEE international conference on computer vision. Nice, France: IEEE, 2003: 10 – 17.

[23] ROERDINK J B T M, MEIJSTER A. The watershed transform: definitions, algorithms and parallelization strategies [J]. Fundamenta informaticae, 2000, 41 (1 – 2): 187 – 228.

[24] COMANICIU D, MEER P. Mean shift: a robust approach toward feature space analysis [J]. IEEE Transactions on pattern analysis and machine intelligence, 2002, 24 (5): 603 – 619.

[25] ZHANG Y, HARTLEY R, MASHFORD J, et al. Superpixels via pseudo-boolean optimization [C] //2011 International Conference on Computer Vision. Barcelona, Spain: IEEE, 2011: 1387 – 1394.

[26] LIU F, FENG J, SU W, et al. Normalized euclidean super-pixels for medical image segmentation [C] //Intelligent Computing Methodologies: 13th International Conference. Liverpool: Springer International Publishing, 2017: 586 – 597.

[27] ZHANG W, ZHANG X, ZHAO J, et al. A segmentation method for lung nodule image sequences based on superpixels and density-based spatial clustering of applications with noise [J]. Plos one, 2017, 12 (9): e0184290.

[28] FARAHANI F V, AHMADI A, ZARANDI M H F. Hybrid intelligent approach for diagnosis of the lung nodule from CT images using spatial kernelized fuzzy c-means and ensemble learning [J]. Mathematics and computers in simulation, 2018, 149: 48 – 68.

[29] ZHANG W, WANG X, LI X, et al. 3D skeletonization feature based computer-aided detection system for pulmonary nodules in CT datasets [J]. Computers in biology and medicine, 2018, 92: 64 – 72.

[30] NAQI S M, SHARIF M, YASMIN M. Multistage segmentation model and SVM-ensemble for precise lung nodule detection [J]. International journal of computer assisted radiology and surgery, 2018, 13: 1083 – 1095.

[31] NARAYANAN B N, HARDIE R C, KEBEDE T M, et al. Optimized feature selection-based clustering approach for computer-aided detection of lung nodules in different modalities [J]. Pattern analysis and applications, 2019, 22: 559 – 571.

[32] ARESTA G, CUNHA A, CAMPILHO A. Detection of juxta-pleural lung nodules in

computed tomography images [C] //Medical Imaging 2017: Computer-Aided Diagnosis. Orlando, Florida, United States: SPIE, 2017, 10134: 952 – 958.

[33] JIANG H, MA H, QIAN W, et al. An automatic detection system of lung nodule based on multigroup patch-based deep learning network [J]. IEEE journal of biomedical and health informatics, 2017, 22 (4): 1227 – 1237.

[34] LIU J, JIANG H, HE C, et al. An assisted diagnosis system for detection of early pulmonary nodule in computed tomography images [J]. Journal of medical systems, 2017, 41: 1 – 9.

[35] DHARA A K, MUKHOPADHYAY S, DUTTA A, et al. A combination of shape and texture features for classification of pulmonary nodules in lung CT images [J]. Journal of digital imaging, 2016, 29: 466 – 475.

[36] GONG J, LIU J, WANG L, et al. Computer-aided detection of pulmonary nodules using dynamic self-adaptive template matching and a FLDA classifier [J]. Physica medica, 2016, 32 (12): 1502 – 1509.

[37] MEHRE S A, MUKHOPADHYAY S, DUTTA A, et al. An automated lung nodule detection system for CT images using synthetic minority oversampling [C] //Medical Imaging 2016: Computer-Aided Diagnosis, California. United States: SPIE, 2016: 120 – 127.

[38] FIRMINO M, ANGELO G, MORAIS H, et al. Computer-aided detection (CADe) and diagnosis (CADx) system for lung cancer with likelihood of malignancy [J]. Biomedical engineering online, 2016, 15 (1): 1 – 17.

[39] NITHILA E E, KUMAR S S. Automatic detection of solitary pulmonary nodules using swarm intelligence optimized neural networks on CT images [J]. Engineering science and technology, an international journal, 2017, 20 (3): 1192 – 1202.

[40] DE CARVALHO FILHO A O, SILVA A C, DE PAIVA A C, et al. 3D shape analysis to reduce false positives for lung nodule detection systems [J]. Medical & biological engineering & computing, 2017, 55 (8): 1199 – 1213.

[41] MANIKANDAN T, BHARATHI N. Lung cancer detection using fuzzy auto-seed cluster means morphological segmentation and SVM classifier [J]. Journal of medical systems, 2016, 40: 1 – 9.

[42] KRISHNAMURTHY S, NARASIMHAN G, RENGASAMY U. Three-dimensional lung nodule segmentation and shape variance analysis to detect lung cancer with reduced false positives [J]. Proceedings of the institution of mechanical engineers, part h: journal of engineering in medicine, 2016, 230 (1): 58 – 70.

[43] WANG J, CHENG Y, GUO C, et al. A new pulmonary nodules detection scheme utilizing region grow and adaptive fuzzy c-means clustering [J]. Journal of medical imaging and health informatics, 2015, 5 (8): 1941 – 1946.

[44] AKRAM S, JAVED M Y, HUSSAIN A, et al. Intensity-based statistical features for classification of lungs CT scan nodules using artificial intelligence techniques [J]. Journal of experimental & theoretical artificial intelligence, 2015, 27 (6): 737 – 751.

[45] JACOBS C, VAN RIKXOORT E M, TWELLMANN T, et al. Automatic detection of subsolid pulmonary nodules in thoracic computed tomography images [J]. Medical image analysis, 2014, 18 (2): 374 – 384.

[46] CASCIO D, MAGRO R, FAUCI F, et al. Automatic detection of lung nodules in CT datasets based on stable 3D mass-spring models [J]. Computers in biology and medicine, 2012, 42 (11): 1098 – 1109.

[47] MOTONO N, FUNASAKI A, SEKIMURA A, et al. Prognostic value of epidermal growth factor receptor mutations and histologic subtypes with lung adenocarcinoma [J]. Medical oncology, 2018, 35: 1 – 6.

[48] XIAO Y, WU J, LIN Z, et al. A deep learning-based multi-model ensemble method for cancer prediction [J]. Computer methods and programs in biomedicine, 2018, 153: 1 – 9.

[49] LIAO Z, LI D, WANG X, et al. Cancer diagnosis through IsomiR expression with machine learning method [J]. Current bioinformatics, 2018, 13 (1): 57 – 63.

[50] FLYNN W F, NAMBURI S, PAISIE C A, et al. Pan-cancer machine learning predictors of primary site of origin and molecular subtype [J]. BioRxiv, 2018: 333914.

[51] TELONIS A G, MAGEE R, LOHER P, et al. The presence or absence alone of miRNA isoforms (isomiRs) successfully discriminate amongst the 32 TCGA cancer types [J]. BioRxiv, 2016: 082685.

[52] GUO Y, LIU S, LI Z, et al. Towards the classification of cancer subtypes by using cascade deep forest model in gene expression data [C] //2017 IEEE International Conference on Bioinformatics and Biomedicine (BIBM). Kansas City, MO, USA: IEEE, 2017: 1664 – 1669.

[53] PAN X, CHEN L, FENG K Y, et al. Analysis of expression pattern of snoRNAs in different cancer types with machine learning algorithms [J]. International journal of molecular sciences, 2019, 20 (9): 2185.

[54] SHERAFATIAN M, ARJMAND F. Decision tree-based classifiers for lung cancer diag-

nosis and subtyping using TCGA miRNA expression data [J]. Oncology letters, 2019, 18 (2): 2125 – 2131.

[55] CAI L L, WANG J. Liquid biopsy for lung cancer immunotherapy [J]. Oncology letters, 2019, 17 (6): 4751 – 4760.

[56] PODOLSKY M D, BARCHUK A A, KUZNETCOV V I, et al. Evaluation of machine learning algorithm utilization for lung cancer classification based on gene expression levels [J]. Asian pacific journal of cancer prevention, 2016, 17 (2): 835 – 838.

[57] ZHU X, DONG D, CHEN Z, et al. Radiomic signature as a diagnostic factor for histologic subtype classification of non-small cell lung cancer [J]. European radiology, 2018, 28: 2772 – 2778.

[58] YU K H, ZHANG C, BERRY G J, et al. Predicting non-small cell lung cancer prognosis by fully automated microscopic pathology image features [J]. Nature communications, 2016, 7 (1): 12474.

[59] WU W, PARMAR C, GROSSMANN P, et al. Exploratory study to identify radiomics classifiers for lung cancer histology [J]. Frontiers in oncology, 2016, 6: 71.

[60] WANG Z, WANG Y. Exploring dna methylation data of lung cancer samples with variational autoencoders [C] //2018 IEEE International Conference on Bioinformatics and Biomedicine (BIBM). Madrid, Spain: IEEE, 2018: 1286 – 1289.

[61] COUDRAY N, OCAMPO P S, SAKELLAROPOULOS T, et al. Classification and mutation prediction from non-small cell lung cancer histopathology images using deep learning [J]. Nature medicine, 2018, 24 (10): 1559 – 1567.

[62] KHALIFA N E M, TAHA M H N, ALI D E, et al. Artificial intelligence technique for gene expression by tumor RNA-Seq data: a novel optimized deep learning approach [J]. IEEE access, 2020, 8: 22874 – 22883.

[63] YUAN Y, SHI Y, LI C, et al. DeepGene: an advanced cancer type classifier based on deep learning and somatic point mutations [J]. BMC bioinformatics, 2016, 17 (17): 243 – 256.

[64] HOU L, SAMARAS D, KURC T M, et al. Patch-based convolutional neural network for whole slide tissue image classification [C] //Proceedings of the IEEE conference on computer vision and pattern recognition. Las Vegas, NV, USA: [s. n.], 2016: 2424 – 2433.

[65] GOLDSTRAW P, CHANSKY K, CROWLEY J, et al. The IASLC lung cancer staging project: proposals for revision of the TNM stage groupings in the forthcoming (eighth) edition of the TNM classification for lung cancer [J]. Journal of thoracic oncology,

2016, 11 (1): 39 – 51.

[66] LI X, SCHEICH B. Predicting tumour stages of lung cancer adenocarcinoma tumours from pooled microarray data using machine learning methods [J]. International journal of computational biology and drug design, 2015, 8 (3): 275 – 292.

[67] BERGQUIST S L, BROOKS G A, KEATING N L, et al. Classifying lung cancer severity with ensemble machine learning in health care claims data [C] //Machine Learning for Healthcare Conference. Boston, Massachusetts: PMLR, 2017: 25 – 38.

[68] 何兰, 黄燕琪, 马泽兰, 等. CT 影像组学在非小细胞肺癌临床分期中的价值 [J]. 中华放射学杂志, 2017, 51 (12): 906 – 911.

[69] CHEN X, FANG M, DONG D, et al. A radiomics signature in preoperative predicting degree of tumor differentiation in patients with non-small cell lung cancer [J]. Academic radiology, 2018, 25 (12): 1548 – 1555.

[70] YANG Z, YIN H, SHI L, et al. A novel microRNA signature for pathological grading in lung adenocarcinoma based on TCGA and GEO data [J]. International journal of molecular medicine, 2020, 45 (5): 1397 – 1408.

[71] DI F, HE C, PU G, et al. Support vector machine for lung adenocarcinoma staging through variant pathways [J]. G3: genes, genomes, genetics, 2020, 10 (7): 2423 – 2434.

[72] 张飞, 王世祥, 王玲, 等. 肺鳞状细胞癌癌症发展模式识别分类模型及特征基因识别 [J]. 生物化学与生物物理进展, 2016, 43 (1): 63 – 74.

[73] LINARDOU H, DAHABREH I J, KANALOUPITI D, et al. Assessment of somatic k-RAS mutations as a mechanism associated with resistance to EGFR-targeted agents: a systematic review and meta-analysis of studies in advanced non-small-cell lung cancer and metastatic colorectal cancer [J]. The lancet oncology, 2008, 9 (10): 962 – 972.

[74] JANSEN R W, VAN AMSTEL P, MARTENS R M, et al. Non-invasive tumor genotyping using radiogenomic biomarkers, a systematic review and oncology-wide pathway analysis [J]. Oncotarget, 2018, 9 (28): 20134.

[75] DIGUMARTHY S R, PADOLE A M, GULLO R L, et al. Can CT radiomic analysis in NSCLC predict histology and EGFR mutation status? [J]. Medicine, 2019, 98 (1): e13963.

[76] RIZZO S, RAIMONDI S, DE JONG E E C, et al. Genomics of non-small cell lung cancer (NSCLC): Association between CT-based imaging features and EGFR and K-RAS mutations in 122 patients—An external validation [J]. European journal of radi-

ology, 2019, 110: 148 – 155.

［77］ LIU Y, KIM J, BALAGURUNATHAN Y, et al. Radiomic features are associated with EGFR mutation status in lung adenocarcinomas ［J］. Clinical lung cancer, 2016, 17 (5): 441 – 448.

［78］ VELAZQUEZ E R, PARMAR C, LIU Y, et al. Somatic mutations drive distinct imaging phenotypes in lung cancer ［J］. Cancer research, 2017, 77 (14): 3922 – 3930.

［79］ PARK J, KOBAYASHI Y, URAYAMAK Y, et al. Imaging characteristics of driver mutations in EGFR, KRAS, and ALK among treatment-naïve patients with advanced lung adenocarcinoma ［J］. Plos one, 2016, 11 (8): e0161081.

［80］ ZHANG L, CHEN B, LIU X, et al. Quantitative biomarkers for prediction of epidermal growth factor receptor mutation in non-small cell lung cancer ［J］. Translational oncology, 2018, 11 (1): 94 – 101.

［81］ GUAN J, CHEN M, XIAO N, et al. EGFR mutations are associated with higher incidence of distant metastases and smaller tumor size in patients with non-small-cell lung cancer based on PET/CT scan ［J］. Medical oncology, 2016, 33: 1 – 8.

［82］ YANG Y, YANG Y, ZHOU X, et al. EGFR L858R mutation is associated with lung adenocarcinoma patients with dominant ground-glass opacity ［J］. Lung cancer, 2015, 87 (3): 272 – 277.

［83］ SIEGELE B J, SHILO K, CHAO B H, et al. Epidermal growth factor receptor (EGFR) mutations in small cell lung cancers: two cases and a review of the literature ［J］. Lung cancer, 2016, 95: 65 – 72.

［84］ LEE H J, KIM Y T, KANG C H, et al. Epidermal growth factor receptor mutation in lung adenocarcinomas: relationship with CT characteristics and histologic subtypes ［J］. Radiology, 2013, 268 (1): 254 – 264.

［85］ YIP S S F, KIM J, COROLLER T P, et al. Associations between somatic mutations and metabolic imaging phenotypes in non-small cell lung cancer ［J］. Journal of nuclear medicine, 2017, 58 (4): 569 – 576.

［86］ USUDA K, SAGAWA M, MOTONO N, et al. Relationships between EGFR mutation status of lung cancer and preoperative factors-are they predictive ［J］. Asian Pac J Cancer Prev, 2014, 15 (2): 657 – 662.

［87］ GEVAERT O, ECHEGARAY S, KHUONG A, et al. Predictive radiogenomics modeling of EGFR mutation status in lung cancer ［J］. Scientific reports, 2017, 7 (1): 41674.

[88] LI S, DING C, ZHANG H, et al. Radiomics for the prediction of EGFR mutation subtypes in non-small cell lung cancer [J]. Medical physics, 2019, 46 (10): 4545 – 4552.

[89] LECUN Y, BENGIO Y, HINTON G. Deep learning [J]. Nature, 2015, 521 (7553): 436 – 444.

[90] ESTEVA A, KUPREL B, NOVOA R A, et al. Dermatologist-level classification of skin cancer with deep neural networks [J]. Nature, 2017, 542 (7639): 115 – 118.

[91] WANG S, SHI J, YE Z, et al. Predicting EGFR mutation status in lung adenocarcinoma on computed tomography image using deep learning [J]. European respiratory journal, 2019, 53 (3).

[92] ALGHARRAS A, KOVACINA B, TIAN Z, et al. Imaging-based surrogate markers of epidermal growth factor receptor mutation in lung adenocarcinoma: a local perspective [J]. Canadian association of radiologists journal, 2020, 71 (2): 208 – 216.

[93] NAIR J K R, SAEED U A, MCDOUGALL C C, et al. Radiogenomic models using machine learning techniques to predict EGFR mutations in non-small cell lung cancer [J]. Canadian association of radiologists journal, 2021, 72 (1): 109 – 119.

[94] QIN X, WANG H, HU X, et al. Predictive models for patients with lung carcinomas to identify EGFR mutation status via an artificial neural network based on multiple clinical information [J]. Journal of cancer research and clinical oncology, 2020, 146: 767 – 775.

[95] ZHANG J, ZHAO X, ZHAO Y, et al. Value of pre-therapy 18 F-FDG PET/CT radiomics in predicting EGFR mutation status in patients with non-small cell lung cancer [J]. European journal of nuclear medicine and molecular imaging, 2020, 47: 1137 – 1146.

[96] QIU X, YUAN H, SIMA B. Relationship between EGFR mutation and computed tomography characteristics of the lung in patients with lung adenocarcinoma [J]. Thoracic cancer, 2019, 10 (2): 170 – 174.

[97] TU W, SUN G, FAN L I, et al. Radiomics signature: a potential and incremental predictor for EGFR mutation status in NSCLC patients, comparison with CT morphology [J]. Lung cancer, 2019, 132: 28 – 35.

[98] TIAN L, YUAN R. An automatic end-to-end pipeline for CT image-based EGFR mutation status classification [C] //Medical Imaging 2019: Image Processing. California, United States: SPIE, 2019: 695 – 700.

[99] JIA T Y, XIONG J F, LI X Y, et al. Identifying EGFR mutations in lung adenocarci-

noma by noninvasive imaging using radiomics features and random forest modeling [J]. European radiology, 2019, 29: 4742 – 4750.

[100] SHEN T, LIU L, LI W, et al. CT imaging-based histogram features for prediction of EGFR mutation status of bone metastases in patients with primary lung adenocarcinoma [J]. Cancer imaging, 2019, 19 (1): 1 – 12.

[101] XIONG J F, JIA T Y, LIX Y, et al. Identifying epidermal growth factor receptor mutation status in patients with lung adenocarcinoma by three-dimensional convolutional neural networks [J]. The British journal of radiology, 2018, 91 (1092): 20180334.

[102] DA NAM B, KIM T J, PARK K, et al. Transthoracic rebiopsy for mutation analysis in lung adenocarcinoma: outcomes and risk factors for the acquisition of nondiagnostic specimens in 199 patients [J]. Clinical lung cancer, 2019, 20 (3): e309 – e316.

[103] GUAN J, XIAO N J, CHEN M, et al. 18F-FDG uptake for prediction EGFR mutation status in non-small cell lung cancer [J]. Medicine, 2016, 95 (30): e4421.

[104] KIM T J, LEE C T, JHEON S H, et al. Radiologic characteristics of surgically resected non-small cell lung cancer with ALK rearrangement or EGFR mutations [J]. The annals of thoracic surgery, 2016, 101 (2): 473 – 480.

[105] YIP S S F, KIM J, COROLLER T P, et al. Associations between somatic mutations and metabolic imaging phenotypes in non-small cell lung cancer [J]. Journal of nuclear medicine, 2017, 58 (4): 569 – 576.

[106] TU X, XIE M, GAO J, et al. Automatic categorization and scoring of solid, part-solid and non-solid pulmonary nodules in CT images with convolutional neural network [J]. Scientific reports, 2017, 7 (1): 8533.

[107] JACOBS C, VAN RIKXOORT E M, SCHOLTEN E T, et al. Solid, part-solid, or non-solid?: classification of pulmonary nodules in low-dose chest computed tomography by a computer-aided diagnosis system [J]. Investigative radiology, 2015, 50 (3): 168 – 173.

[108] XI T, SCHREURS R, HEERINK W J, et al. A novel region-growing based semi-automatic segmentation protocol for three-dimensional condylar reconstruction using cone beam computed tomography (CBCT)[J]. PLoS one, 2014, 9 (11): e111126.

[109] YAU H T, LIN Y K, TSOU L S, et al. An adaptive region growing method to segment inferior alveolar nerve canal from 3D medical images for dental implant surgery [J]. Computer-aided design and applications, 2008, 5 (5): 743 – 752.

[110] SUN X, ZHANG H, DUAN H. 3D computerized segmentation of lung volume with

computed tomography [J]. Academic radiology, 2006, 13 (6): 670 – 677.

[111] LI Q, LI F, DOI K. Computerized detection of lung nodules in thin-section CT images by use of selective enhancement filters and an automated rule-based classifier [J]. Academic radiology, 2008, 15 (2): 165 – 175.

[112] DEL FRESNO M, VÉNERE M, CLAUSSE A. A combined region growing and deformable model method for extraction of closed surfaces in 3D CT and MRI scans [J]. Computerized medical imaging and graphics, 2009, 33 (5): 369 – 376.

[113] HUANG S, LIU X, HAN G, et al. 3D GGO candidate extraction in lung CT images using multilevel thresholding on supervoxels [C] //Medical Imaging 2018: Computer-Aided Diagnosis, Houston. Texas, USA: SPIE, 2018: 684 – 691.

[114] FENG Y, HAO P, ZHANG P, et al. Supervoxel based weakly-supervised multi-level 3D CNNs for lung nodule detection and segmentation [J]. Journal of ambient intelligence and humanized computing, 2019: 1 – 11.

[115] LU H, KONDO M, LI Y, et al. Extraction of GGO candidate regions on thoracic CT images using SuperVoxel-based graph cuts for healthcare systems [J]. Mobile networks and applications, 2018, 23: 1669 – 1679.

[116] KADKHODAEI M, SAMAVI S, KARIMI N, et al. Automatic segmentation of multimodal brain tumor images based on classification of super-voxels [C] //2016 38th Annual International Conference of the IEEE Engineering in Medicine and Biology Society (EMBC). Orlando, FL, USA: IEEE, 2016: 5945 – 5948.

[117] WANG H, YUSHKEVICH P A. Multi-atlas segmentation without registration: a supervoxel-based approach [C] //Medical Image Computing and Computer-Assisted Intervention-MICCAI 2013: 16th International Conference. Nagoya, Japan, September 22 – 26, 2013, Proceedings, Part III 16. [S. l.]: Springer Berlin Heidelberg, 2013: 535 – 542.

[118] WU W, ZHOU Z, WU S, et al. Automatic liver segmentation on volumetric CT images using supervoxel-based graph cuts [J]. Computational and mathematical methods in medicine, 2016, 2016 (1): 1 – 15.

[119] CONZE P H, NOBLET V, ROUSSEAU F, et al. Scale-adaptive supervoxel-based random forests for liver tumor segmentation in dynamic contrast-enhanced CT scans [J]. International journal of computer assisted radiology and surgery, 2017, 12: 223 – 233.

[120] TIAN Z, LIU L Z, FEI B. A supervoxel-based segmentation method for prostate MR images [C] //Medical Imaging 2015: Image Processing. Orlando, Florida, USA:

SPIE, 2015: 321 –327.

[121] BADURA P, PIETKA E. Soft computing approach to 3D lung nodule segmentation in CT [J]. Computers in biology and medicine, 2014, 53: 230 –243.

[122] TONG Y, UDUPA J K, ODHNER D, et al. Interactive iterative relative fuzzy connectedness lung segmentation on thoracic 4D dynamic MR images [C] //Medical Imaging 2017: Biomedical Applications in Molecular, Structural, and Functional Imaging. Orlando, Florida, United States: SPIE, 2017: 546 –551.

[123] LLORÉNS R, NARANJO V, LÓPEZ F, et al. Jaw tissues segmentation in dental 3D CT images using fuzzy-connectedness and morphological processing [J]. Computer methods and programs in biomedicine, 2012, 108 (2): 832 –843.

[124] HÜLLEBRAND M, HENNEMUTH A, MESSROGHLI D, et al. Semi-automatic 4D fuzzy connectedness segmentation of heart ventricles in cine MRI [C] //Bildverarbeitung für die Medizin 2011: Algorithmen-Systeme-Anwendungen Proceedings des Workshops vom 20. – 22. März 2011 in Lübeck: Springer Berlin Heidelberg, 2011: 3 –7.

[125] HARATI V, KHAYATI R, FARZAN A. Fully automated tumor segmentation based on improved fuzzy connectedness algorithm in brain MR images [J]. Computers in biology and medicine, 2011, 41 (7): 483 –492.

[126] 杨建峰. 基于混合成像的孤立性肺结节的检测 [D]. 太原: 太原理工大学, 2014.

[127] LIAO X, ZHAO J, JIAO C, et al. A segmentation method for lung parenchyma image sequences based on superpixels and a self-generating neural forest [J]. PloS one, 2016, 11 (8): e0160556.

[128] ZHANG W, ZHANG X, ZHAO J, et al. A segmentation method for lung nodule image sequences based on superpixels and density-based spatial clustering of applications with noise [J]. PLoS one, 2017, 12 (9): e0184290.

[129] SAHA P K, UDUPA J K. Fuzzy connected object delineation: axiomatic path strength definition and the case of multiple seeds [J]. Computer vision and image understanding, 2001, 83 (3): 275 –295.

[130] UDUPA J K, SAMARASEKERA S. Fuzzy connectedness and object definition: theory, algorithms, and applications in image segmentation [J]. Graphical models and image processing, 1996, 58 (3): 246 –261.

[131] DREISEITL S, OHNO-MACHADO L, BINDER M. Comparing three-class diagnostic tests by three-way ROC analysis [J]. Medical decision making, 2000, 20 (3):

323 – 331.

[132] ESTEVA A, KUPREL B, NOVOA R A, et al. Dermatologist-level classification of skin cancer with deep neural networks [J]. Nature, 2017, 542 (7639): 115 – 118.

[133] ZHAO J, JI G, QIANG Y, et al. A new method of detecting pulmonary nodules with PET/CT based on an improved watershed algorithm [J]. PLoS One, 2015, 10 (4): e0123694.

[134] KIM Y J, LEE S H, PARK C M, et al. Evaluation of semi-automatic segmentation methods for persistent ground glass nodules on thin-section CT scans [J]. Healthcare informatics research, 2016, 22 (4): 305 – 315.

[135] ACHANTA R, SHAJI A, SMITH K, et al. SLIC superpixels compared to state-of-the-art superpixel methods [J]. IEEE transactions on pattern analysis and machine intelligence, 2012, 34 (11): 2274 – 2282.

[136] CHARBONNIER J P, CHUNG K, SCHOLTEN E T, et al. Automatic segmentation of the solid core and enclosed vessels in subsolid pulmonary nodules [J]. Scientific reports, 2018, 8 (1): 646.

[137] REVOL-MULLER C, PEYRIN F, CARRILLON Y, et al. Automated 3D region growing algorithm based on an assessment function [J]. Pattern recognition letters, 2002, 23 (1 – 3): 137 – 150.

[138] MUKHOPADHYAY S. A segmentation framework of pulmonary nodules in lung CT images [J]. Journal of digital imaging, 2016, 29: 86 – 103.

[139] JUNG J, HONG H, GOO J M. Ground-glass nodule segmentation in chest CT images using asymmetric multi-phase deformable model and pulmonary vessel removal [J]. Computers in biology and medicine, 2018, 92: 128 – 138.

[140] HUANG S, LIU X, HAN G, et al. 3D GGO candidate extraction in lung CT images using multilevel thresholding on supervoxels [C] //Medical Imaging 2018: Computer-Aided Diagnosis. Houston, Texas, USA: SPIE, 2018: 684 – 691.

[141] HE K, ZHANG X, REN S, et al. Deep residual learning for image recognition [C] //Proceedings of the IEEE conference on computer vision and pattern recognition. Las Vegas, NV, USA: [s. n.], 2016: 770 – 778.

[142] HA R, MUTASA S, KARCICH J, et al. Predicting breast cancer molecular subtype with MRI dataset utilizing convolutional neural network algorithm [J]. Journal of digital imaging, 2019, 32 (2): 276 – 282.

[143] ZHOU Z H, FENG J. Deep forest [J]. National science review, 2019, 6 (1):

74 - 86.

[144] CORTES C, MOHRI M. AUC optimization vs. error rate minimization [J]. Advances in neural information processing systems, 2003, 16 (1): 313 - 320.

[145] TIBSHIRANI R. The lasso method for variable selection in the Cox model [J]. Statistics in medicine, 1997, 16 (4): 385 - 395.

[146] CAI Z, XU D, ZHANG Q, et al. Classification of lung cancer using ensemble-based feature selection and machine learning methods [J]. Molecular bioSystems, 2015, 11 (3): 791 - 800.

[147] CHAUNZWA T L, CHRISTIANI D C, LANUTI M, et al. Using deep-learning radiomics to predict lung cancer histology [J]. Journal of clinical oncology, 2018, 36 (s15): 8545.

[148] SANDOVAL J, MÉNDEZ GONZÁLEZ J, NADAL E, et al. A prognostic DNA methylation signature for stage I non-small-cell lung cancer [J]. Journal of clinical oncology, 2013, 31 (32): 4140 - 4147.

[149] LI J, FINE J P. ROC analysis with multiple classes and multiple tests: methodology and its application in microarray studies [J]. Biostatistics, 2008, 9 (3): 566 - 576.

[150] SHEN W, ZHOU M, YANG F, et al. Learning from experts: Developing transferable deep features for patient-level lung cancer prediction [C] //Medical Image Computing and Computer-Assisted Intervention - MICCAI 2016: 19th International Conference, Athens, Greece, October 17 - 21, 2016, Proceedings, Part II 19. [S. l.]: Springer International Publishing, 2016: 124 - 131.

[151] ESTEVA A, KUPREL B, NOVOA R A, et al. Dermatologist-level classification of skin cancer with deep neural networks [J]. Nature, 2017, 542 (7639): 115 - 118.

[152] SHIN H C, ROTH H R, GAO M, et al. Deep convolutional neural networks for computer-aided detection: CNN architectures, dataset characteristics and transfer learning [J]. IEEE transactions on medical imaging, 2016, 35 (5): 1285 - 1298.

[153] SETIO AAA, CIOMPI F, LITJENS G, et al. Pulmonary nodule detection in CT images: false positive reduction using multi-view convolutional networks [J]. IEEE transactions on medical imaging, 2016, 35 (5): 1160 - 1169.

[154] SHEN W, ZHOU M, YANG F, et al. Multi-crop convolutional neural networks for lung nodule malignancy suspiciousness classification [J]. Pattern recognition, 2017, 61: 663 - 673.

[155] KANG G, LIU K, HOU B, et al. 3D multi-view convolutional neural networks for lung nodule classification [J]. PLoS one, 2017, 12 (11): e0188290.

[156] GUAN Q, HUANG Y. Multi-label chest x-ray image classification via category-wise residual attention learning [J]. Pattern recognition letters, 2020, 130: 259 – 266.

[157] LIU M, ZHANG J, ADELI E, et al. Deep multi-task multi-channel learning for joint classification and regression of brain status [C] //International conference on medical image computing and computer-assisted intervention. Cham: Springer International Publishing, 2017: 3 – 11.

[158] XIE Y, ZHANG J, XIA Y, et al. Fusing texture, shape and deep model-learned information at decision level for automated classification of lung nodules on chest CT [J]. Information fusion, 2018, 42: 102 – 110.

[159] YANG W, ZHAO J, QIANG Y, et al. Dscgans: Integrate domain knowledge in training dual-path semi-supervised conditional generative adversarial networks and s3vm for ultrasonography thyroid nodules classification [C] //Medical Image Computing and Computer Assisted Intervention-MICCAI 2019: 22nd International Conference. Shenzhen, China, October 13 – 17, 2019, Proceedings, Part IV 22. [S. l.]: Springer International Publishing, 2019: 558 – 566.

[160] SZEGEDY C, IOFFE S, VANHOUCKE V, et al. Inception-v4, inception-resnet and the impact of residual connections on learning [C] //Proceedings of the AAAI conference on artificial intelligence. San Francisco, California, USA: [s. n.], 2017.

[161] WANG F, JIANG M, QIAN C, et al. Residual attention network for image classification [C] //Proceedings of the IEEE conference on computer vision and pattern recognition. Honolulu, HI, USA: [s. n.], 2017: 3156 – 3164.

[162] LONG J, SHELHAMER E, DARRELL T. Fully convolutional networks for semantic segmentation [C] //Proceedings of the IEEE conference on computer vision and pattern recognition. Boston, MA, USA: [s. n.], 2015: 3431 – 3440.

[163] LI X Y, XIONG J F, JIA T Y, et al. Detection of epithelial growth factor receptor (EGFR) mutations on CT images of patients with lung adenocarcinoma using radiomics and/or multi-level residual convolutionary neural networks [J]. Journal of thoracic disease, 2018, 10 (12): 6624.

[164] LIU Y, KIM J, BALAGURUNATHAN Y, et al. Radiomic features are associated with EGFR mutation status in lung adenocarcinomas [J]. Clinical lung cancer, 2016, 17 (5): 441 – 448.

[165] DENG J, DONG W, SOCHER R, et al. Imagenet: a large-scale hierarchical image

database ［C］//2009 IEEE Conference on Computer Vision and Pattern Recognition. Miami, FL, USA: IEEE, 2009: 248 – 255.

［166］ MOITRA D, MANDAL R K. Automated AJCC staging of non-small cell lung cancer (NSCLC) using deep convolutional neural network (CNN) and recurrent neural network (RNN) ［J］. Health information science and systems, 2019, 7 (1): 1 – 12.

［167］ UTKIN L V, RYABININ M A. A Siamese deep forest ［J］. Knowledge-based systems, 2018, 139: 13 – 22.

［168］ YEH A C, LI H, ZHU Y, et al. Radiogenomics of breast cancer using dynamic contrast enhanced MRI and gene expression profiling ［J］. Cancer imaging, 2019, 19 (1): 1 – 11.

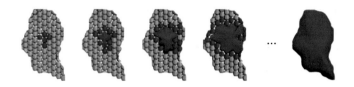

图 2-10　3D 超体素区域增长示意

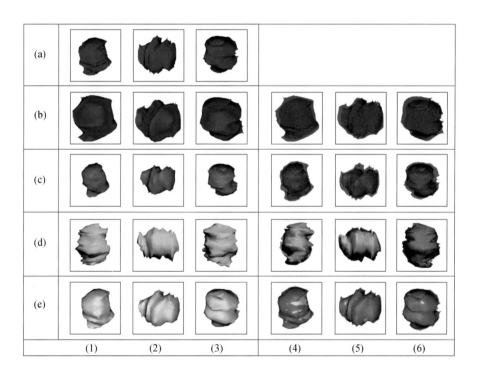

图 2-11　不同算法在不同视角下的 3D 分割结果比较

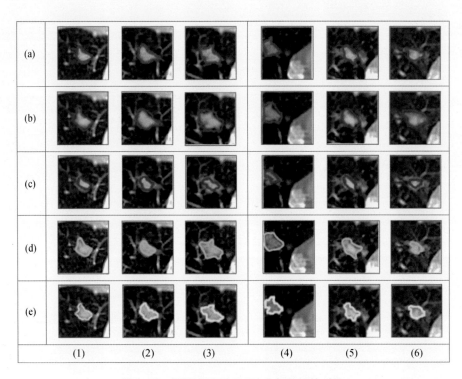

图 2-12　不同方法下 GGN 分割结果的对比

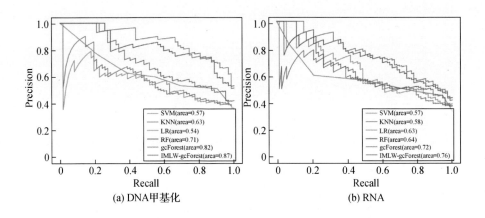

(a) DNA甲基化　　　　　　　　　　(b) RNA

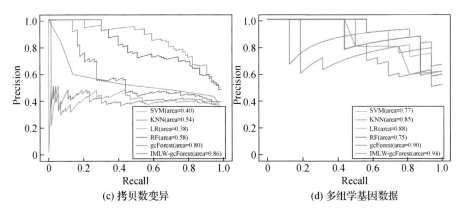

图 4-7　在不同组学数据集上不同方法的 PR 曲线

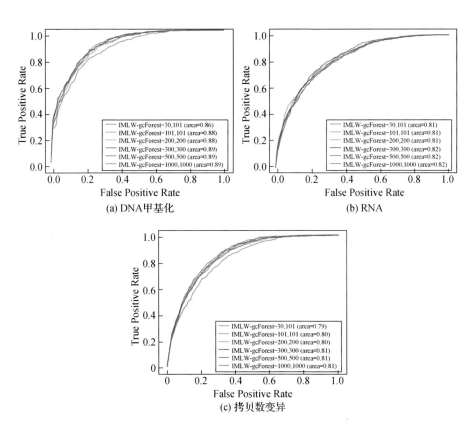

图 4-11　对比 IMLW-gcForest 模型中随机森林中决策树个数变化对实验结果的影响

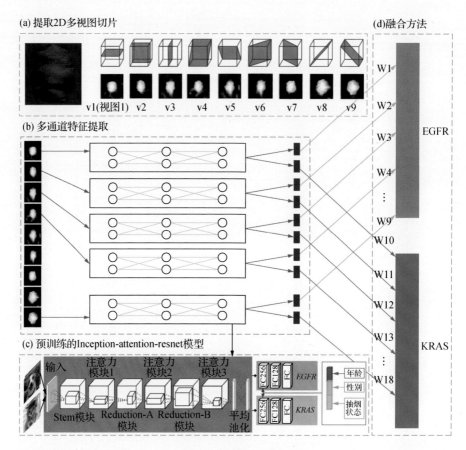

图 5-2　MMDL 模型

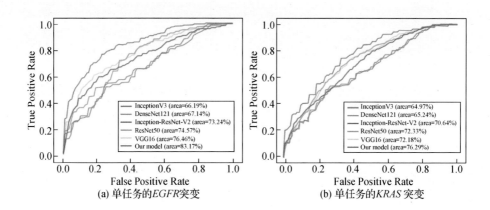

(a) 单任务的 *EGFR* 突变

(b) 单任务的 *KRAS* 突变

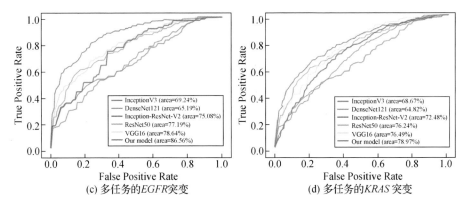

(c) 多任务的*EGFR*突变   (d) 多任务的*KRAS*突变

图 5-7 训练数据集上预测突变的 ROC 曲线

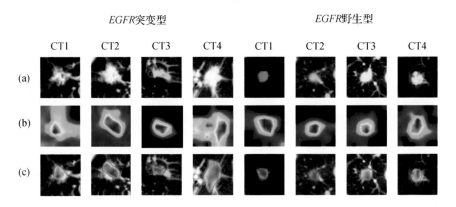

图 5-8 *EGFR* 突变型/野生型的可疑区域

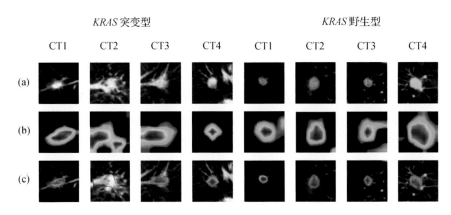

图 5-9 *KRAS* 突变型/野生型的可疑区域

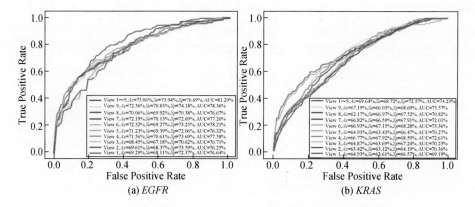

(a) *EGFR* (b) *KRAS*

图 5–10　提出的 MMDL 模型在不同视图下的 ROC 曲线

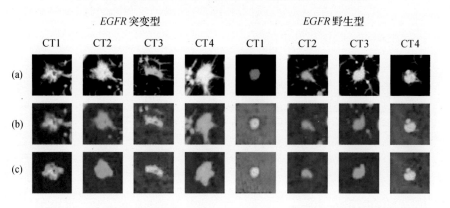

图 5–12　*EGFR* 突变型和野生型添加注意力机制前后的特征激活

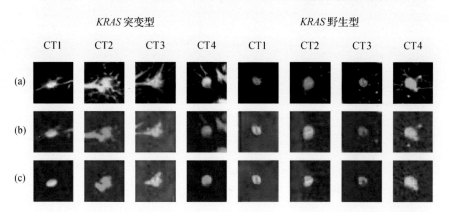

图 5–13　*KRAS* 突变型和野生型添加注意力机制前后的特征激活